痰 证 论

（第二版）

编著 张德英

协编 韩红伟　谷银强　王培芝
马小顺　杨丽芸　李鲁钦
刘少灿　孙庆臣　段云波
申晓伟

中国中医药出版社
·北京·

图书在版编目（CIP）数据

痰证论/张德英编著．－2 版．—北京：中国中医药出版社，2014.7（2022.10 重印）
ISBN 978－7－5132－1919－8

Ⅰ．①痰… Ⅱ．①张… Ⅲ．①痰证－研究 Ⅳ．①R255.8

中国版本图书馆 CIP 数据核字（2014）第 097802 号

中国中医药出版社出版

北京经济技术开发区科创十三街 31 号院二区 8 号楼
邮政编码 100176
传真 010－64405721
廊坊市祥丰印刷有限公司印刷
各地新华书店经销

开本 710×1000 1/16 印张 11.5 字数 207 千字
2014 年 7 月第 2 版 2022 年 10 月第 7 次印刷
书号 ISBN 978－7－5132－1919－8

定价 35.00 元
网址 www.cptcm.com

服 务 热 线 010－64405510
购 书 热 线 010－89535836
维 权 打 假 010－64405753

微信服务号 zgzyycbs
微商城网址 https：//kdt.im/LIdUGr
官 方 微 博 http：//e.weibo.com/cptcm
天猫旗舰店网址 https：//zgzyycbs.tmall.com

如有印装质量问题请与本社出版部联系（010－64405510）

内 容 提 要

　　本书从社会大环境出发，思考了当今疾病的流行趋势，提出了痰证为当今的主要流行病，并根据传统中医理论，论述了痰证的生成及传变规律，探讨了痰证的病因病机及诊断、治疗，对痰证的治法有所创新，提出了脾实的新理论，阐述了对化痰药物的新见解，创制了化痰的新方药，并列举了大量临床病例。书后附有作者对中医发展等问题的见解，表达了作者的中医观。

再 版 说 明

　　《痰证论》自出版以来，颇受业界人士及中医学子重视。社会各界人士及一些患者亦给予了褒扬。盖因此书乃针对当今社会营养偏盛之普遍现象，有效地解决了诸多流行病、疑难病，故书一出版即售罄。近来求书者络绎不绝，故作者与出版社协商，决定再版。

　　本次出版对原书更正了不妥之处及不确之词，删其重复，正其标点，部分病例加以解释，使其文义更加显明，字、词更加规范。读者得之，或可为其临床开一蹊径。有益于治疗当今诸多顽疾，是作者之所愿。

张德英

2014 年 6 月

序

　　《痰证论》一书是张德英君积20年实践经验，"从所积的2万余病案中，理其头绪，择其精要，加以条理，凝成此论"。也就是说，是在论"痰证"。是"欲创应时之新论，以医当代之时疾"；用以"矫正中医理论积年之误，回归中医研究之正道"；"使古老中医在理论和实践上得以创新丰富，对解决医学之时代难题，开辟新路"。

　　《痰证论》论"痰证"。本书所论都伴以相应的病案实例，应该说是"痰证论治"，也就是辨痰证论治。

　　辨证论治是中医学的特色和优势。

　　中医理论是指导辨证论治创生性实践的理论，是总结了辨证论治创生性实践经验的理论，也是接受辨证论治创生性实践的检验而得以不断发展的理论。

　　辨证论治是中医养生保健治病必求于本这一诊疗思想所规定的。中医理论就是关于辨证论治的生生之道。

　　中医理论的实践基础就是辨证论治生生之道的创生性实践。

　　中医理论的哲学基础是"天地之大德曰生"的厚德载物，和而不同的自组演化，自强不息，超越包容的生态共演。

　　中医理论的文化基础是"赞天地之化育"的实践自觉和价值观念。

　　中医理论的方法论基础是努力发掘、加以提高的生生之道。

　　辨证论治的疾病观是"邪之所凑，其气必虚"。"一切邪犯者，皆是神失守位故也。""非其位则邪，当其位则正；邪则变甚，正则微。"

　　辨证论治的健康观是，"正气存内，邪不可干。""精神内守，病安从来。""阴阳自和，病必自愈。""察阴阳之宜，辨万物之利以便生，故精神安乎形而年寿得长。"

　　辨证论治的医药观是："病为本，工为标；标本不得，邪气不服。""方技者，皆生生之具。"

　　辨证论治的诊断观是养生保健治病于本。生之本，本于阴阳。"万物负阴而抱阳，中气以为和"；是阴阳自和，稳态适应调节功能目标动力学。这涉及"天人之际"的相互作用中人的主体性地位问题。

人（生）以对天（物）的依赖性为基础。"根于外者命曰气立，气止则化绝"，人的自我独立性及其目标指向过程是"根于中者命曰神机，神去则机息；神转不回，回则不转，乃失其机"。由此，"一切对生命体发生影响的东西都是由生命体独立地决定、改变和改造着的"。所以，"只有生命体才独立地起反应，（一切）新的反应（生理反应、病理反应、药理反应）都必须以生命体为媒介"。故"四时之化，万物之变，莫不为利，莫不为害"。医生只有"察阴阳之道"，才能"辨万物之利"。"一切邪犯者，皆是神失守位故也。""邪之所凑，其气必虚。"而"针药治其外"的疗，是"神气应手中"的效。所以，证候理论的概念都是附属于人的，都是人的主体开放出入的"外应"，是"阴阳应象"的主体性应激反应。辨证诊断的视其外应，源于内脏的神气发乎中，这就是辨证诊断的求属之道。

辨证论治的治疗观是"治病之道，顺而已矣"这一"扶正祛邪"的因势利导之法；"治病之道，气内为宝"这一助其五脏阴阳的网络调节。其任务是"聚毒药以供医事"，将之转化利用成为"方技者，皆生生之具"，帮助人的生生之气，以促成天人合德的生生之效；"万物并育而不相害"，"与物沉浮于生长之门"。所以，中医学的医学模式不是关于"病从何来"的疾病模式，而是关于"治向何去"的人类健康生态目标医学模式。

辨证，是司外揣内的努力发掘。

论治，是通变合和的加以提高。

1962 年，卡逊的《寂静的春天》抨击了农药的直接对抗和化肥的直接补充带来的环境污染和生态破坏。1977 年，恩格尔提出：医学模式需要改变。他认为："现在统治着西方医学的疾病模式是生物医学模式，它已成为一种文化上的至上命令，即它已获得了教条的地位。"但是他提出的生物－心理－社会医学模式，依然是一种疾病医学模式，仍然是在回答"病从何来"的问题。1993 年，有 14 个国家参加的《医学的目的再审查》国际研究计划尖锐地指出："当代世界性的医疗危机，其根源就在于近代医学模式主要针对疾病的技术统治医学的长期结果。"1996 年，WHO 在《迎接 21 世纪的挑战》报告中指出："21 世纪的医学不能再继续以疾病为主要研究对象，应当以人类的健康作为医学研究的主要方向。"这是因为近代医学的科学化转向，把医学的实践问题的"治向何去"的意象性思维退步为疾病的认识问题的"病从何来"的对象性思维，认为对疾病的一切行为现象必须要用物理、化学的原理来解释；认为一切不能用上述解释的，一律从疾病的范畴中清除出去。它把敢于对疾病医学模式提出疑问，并建议用更为有用的医学模式的人视为异端而加以排斥。例如，胡适指责中医不科学就是典型的一例。他说："西医能说清楚他得的是什么病，虽然治不好，但西医是科学的。中医能治好他的病，但是说不清楚他得的是什么病，所以，中医不科学。"

2006年国家科技发展中长期规划提出，要医学研究战略前移，医疗服务战略下移，医学模式根本转变，医疗资源系统整合。这意味着要解决"医学之时代难题"。其根本出路是：恢复医学实践的"治向何去"的目标模式，由生物医学模式转变为人类健康生态目标模式；由疾病医学转变为健康医学；由努力找病、除恶务尽的诊疗思想转变为"努力发掘，加以提高"的诊疗思想；由物本主义认识论的对象性思维转变为人本主义实践论的意象性思维；由向后、向下、向外的溯因分析认识论转变为向前、向上、向内的创生性实践。

近代医学的物质科学化转向是"不知比类，足以自乱，不足自明"。百年来，中医的物质科学化转向也是这种追随的结果。

张德英君的"欲创应时之新论，以医当代之时疾"，意义在于"矫正中医理论积年之误，回归中医研究之正道"，在于"解决医学之时代难题，开辟新路"，在于实践辨证论治的创生性生生之道，在于对"努力发掘，加以提高"的中医诊疗思想进行探讨，从而达到以"提倡健康医学，服务和谐社会"的目的。其意也佳，其功也大。但愿以此为开端，出现中医发展的新时代。有感于此，乐为之序！

陆广莘
2007年4月

自　序

　　我国古哲学之书首推《易经》。《易经》之"易"，既指"不易"，又指"变易"。夫"不易"者，天有常道，物有定理，亘古如一，常验而皆效，久试而不爽。我中医自奠基之始，其核心即贯穿着古哲学思想。以其"不易"而观之，如阴阳五行、脏腑经络、天人相应诸理论即是。此理论有史可查者即已逾数千年，然至今仍验之凿凿，此乃"不易"——所谓天地之间无新事是也。夫"变易"者，时不再来，老不复壮，环境年年有变，气候时时不同，故中医有因人、因地、因时之治，而上工治病不拘于前人固定之方。此乃"变易"——所谓我之脚不能两次踏进同一条河是也。是故大师医圣，不惟辨证也审、论治也精，其知常达变之功，亦必高人一筹。所谓知常者，知人之生理、知病因病机、知治疗之方略、知药物之特性、知病变之进退；所谓达变者，明五行之运、知时代之殊、知人体之异、知时节之变。夫如是，则不惟医术精湛，手到病除，挽沉疴于将毙，救痼疾于既危，更能明辨气运，把握大局，而有应时之策，是谓医国之手。自古时势造英雄，患难出良策。是故有汉代之伤寒，而出仲圣之大医；有元明之热病，而生温热之学派。如是斗转星移，世移气易，古之于今，病治自当不同。然今日之世，气有何变，病又何殊？此为医国之上工不可不求者也。余才疏学浅，难比古贤。然既羡前贤救疾疗疴之神，岂无比踪效法之心？夫临渊羡鱼，不如结网。故自学医之初，即欲创应时之新论，以医当代之时疾。凤愿虽萌生已久，然自知才力难济，更恐差谬误人。踌躇多年，未敢动笔。于是三读经典，更勤求于实践。临床十余年，已小有得。因久候高明而未得，终不见医时疾之大作、应时代之名著，不胜快然。缺憾之余，重萌著述之志。有感于今世时病之多，伤生之酷，而今世之名医，或忙于诊疗，无暇著述；或缠于公务，不能分心；抑或有藏金揣玉、待价而沽者。至于常医，或满足于一技之长，不思长足进取以博济；或心浮气躁，不能深思熟虑于中医之理而术业欠精；或中西医莫辨，一俟临床，则挂中医之名而行西医之实，终未入岐黄之门；或急功近利，跟风逐流以求实惠，沉湎于无补中医之"科研"，终是务虚而汲汲于眼前之名利，故中医多年未见有大的起色，且尚有医术滑坡之势。至于刊物之中，对于今世之流行病、多发病，虽有支离破碎之论、人云亦云之说，但尚未形成独到、系统之学说。余深感于此，焦虑于心，遂不揣浅陋，作此《痰证论》。斯论实欲以《黄帝内经》为本源，悉依中医基本理论，剖析今世之时代特点，考察当代大众之生活习俗，判断时病之病因病机，提示诊断之要领，拟定治疗之方略，顺便矫正中医理论积年之误，回归中药研究之正途，使古老中医在理论和实践上得以创新、丰富，对解决医学之时代难题开辟新思路。斯意既决，乃留意于实践，细思于《经》论，不懈于临床。总结临证 20 年之经验，从所积 2 万余病案之中，理其头绪，择其精要，加以条理，凝成此论，乃著于文。稿经三易，遂定如斯。窃思余之才学，难效古贤而作金石之言、经纶之理。其意乃在抛砖引玉，若受高明关注，拙论或将得以斧正、充实；若蒙同道厚爱，因是竟得知音，则商羽之声，自当继后而歌。如是，则医界之幸，大众之福。

张德英

2007 年于石家庄

凡　　例

　　一、本书中所选病例，原拟用其全名而取于谐音，然病患在身，为患者之隐私，其或不欲人知，故不取真名，而为记忆、查找方便，乃循惯例以"（姓）某"代之。然患者之病历、年龄、就诊日期等，皆准确无误也。

　　二、本书中之病例，均为笔者所亲自诊治，并多为日后随访，或患者复诊，或邻居、亲属相告，疗效必得其实者，方予采录。治疗仅1次，无随访者，一般不予采录。然有个别怪证者，既已确信其为痰证，虽就诊1次，为便于读者博览，亦予采录。据余之诊疗实践总结，就诊1次者，未必皆属无效，恒有1次即愈者。因常遇就诊1次即罢，余以为无效，然事隔多时，复来就诊，或其友人、邻居后来就诊，告之病愈者。由是而观之，就诊1次者，虽未可确信其疗效，但也确有得效者。

　　三、讲究实践，不尚空谈，乃中医一贯之风格。中医之临床实践产生其理论，理论乃实践之总结，故理论与中医之疗效自古讲究吻合一致，互相验证。本书之理论、思想源于《黄帝内经》，力求合于天道，尽量得临床实践之验证，乃敢提出。是以重要观点之提出，皆有临床病例为证实。谓其为本人创新，不如称对前哲之发掘与发挥更确也。

　　四、书中所谓流行病，指本时代多数人多发某类病。尤其较以往发病显著增多，非传染病之意也。

　　五、处方中之药名遵照习俗。如栝楼，诸医家习惯或写作瓜蒌，本书亦随之。

　　六、方中药物未注明炮制者，皆指常用之生品（非鲜品），如代赭石粉，即生代赭石之粉末。

　　七、中医之理论皆来源于临床实践，并经反复验证，故本书中之理论多有病例为佐证，借以说理也。

　　八、书中之中药，凡质重难煎之品，或贵重之品，恒于括号中注曰：碎。如川贝母、天麻等。如药物本已为碎者，则不予注明。如代赭石粉、牡蛎粉等。

　　九、本书中之煎剂一般不予包煎，仅嘱患者药煎成后隔纱布以过滤之。个别药例外。如车前子则注明（包煎）。

十、本书重在说医理，讲治疗，方中之药物分量均非固定，临证当因人制宜，适量增减。

十一、本书前面部分病例中组方、用药之机理仅予简要说明，读者若有不解，请与后面之方剂、药物论述部分互相参看。

十二、书中所论治疗痰证之药物，乃自经临床实践，别有心得者。至于中药学中所列之化痰药物，若本人并无心得、见解，则未予载录。读者用此类药参考原书可也。

十三、书中所论痰证多有异于传统说法之处，余非敢以创新自夸，然争议或在不免，故余在后特辑《痰证问答》一篇，以释疑解惑。若读者仍有异议，留作来日共商可也。

十四、本书所论痰证亦不过中医大道之一宗，故本论离不开中医基本之大道。然中医在悠久的历史进程中，既有发展，亦生错讹，书中颇有涉及者，为证真剔伪，自当明辨，故书后附载本人数篇论文，以冀医学归正，明之曰《医学求真》。

十五、本人自认为衷于中医，对"中医西化派""中医疑惑派"自是不敢苟同，故载录本人主要参与中医论争之作，取数篇赘后，名之曰《医学明理》，以明己志，且以解惑焉。

目　录

4

7

痰证乃当今流行病

　　鱼生水中，水之清浊，影响鱼之品质；人生世上，其生存之环境，关系人之壮弱寿夭。环境之内容甚多：气候、地理、作息、生活习俗、饮食习惯，皆属环境之类。是故顺应四时之气候，适应一方之地理，生活起居有节，饮食五味调和，加以劳逸适其度，七情不偏激，则身体康健，人得长寿。若逆其时令，不适应一方之水土，作息不合规律，偏嗜肥甘厚味，一味追求安逸，情欲毫不节制，虽金石之体，亦有损毁之虞，而况血肉之躯，又何能堪？综观今日社会，科技突飞猛进，由此带来人们物质之丰富，为其享受生活造就了充裕条件。而大众之中，更是多有追求享乐之人。一日三餐，非精米即白面，代替了昔年之五谷，更兼时时酒肉下肚、美味佳肴，食之者，多属膏粱厚味。养之者固已厚矣。且一年四季，多处于安逸之中，没有了当年之辛苦劳作。食杂不劳，肉丰形盛，故放眼于街市，最多见丰腴肥胖之人，或多为大腹便便之众。似此景象较之 40 年前，实是大相径庭。想上世纪 60 年代至 70 年代，粮食定量分配或定量供应，且多含粗粮。油、肉、糖、花生等物不可多得，而工人之劳作、农民之耕耘稼穑远比今日辛苦多倍。养薄而劳，肉少形衰，故当时遍观街市少有肥胖之人。彼时之肥胖基本与健康成了同义语，故当时心脑血管疾病、糖尿病等痰证类疾病也远远少于今日。时过境迁，时代不觉已经大变，40 余年后，竟成了胖人的世界。肥人多痰湿，肥胖多痰证多，此乃显而易见者。然痰证又非必肥胖。如是，若加以外形不丰之痰证、由肥致瘦之痰证——张仲景所谓素盛今瘦者——则痰证之多，岂不惊人！中医理论曰：膏粱厚味，酿生痰浊。此之谓也。

　　痰浊既生，或阻于中焦，而为痞满诸证；或流溢四脏，而五行乖乱，变证百出。试以西医理论而参之：人之摄入过剩，而机体消耗不尽，又不能顺畅排出体外，时日既久，人之脏腑必难胜其调节之任，故由此导致血脂、血糖过高，血液黏稠，而生心脑血管病、糖尿病等。据作者临床体会，上述诸种疾病主因痰作祟。值得注意的是：此类病在当今不仅患病率极高，且呈逐年递增之势。今试举数则：

　　（1）世界卫生组织 2001 年的材料报告：心血管病变、高血压、心肌梗死、脑血管病、中风，在 1999 年占全球死亡人数的 1/3，估计到 2010 年，在发展中国家这类疾病将是第一大死亡原因。

（2）香港《远东经济评论》周刊 2002 年 1 月 10 日文章称："全世界大约有 1.5 亿糖尿病患者，到 2025 年，该数字将增加 1 倍。印度和中国遭受的打击将尤为沉重。""在 1980 年以前，糖尿病在中国是罕见病，大城市中的患者人数不到总人口的 1%，农村地区就更少了。最近对上海和北京的糖尿病流行程度的估计数字为 6% 左右。"

（3）我国高血压患者逾亿人（中央 1 台 2000 年 10 月 8 日），且年增 300 万人以上（《中国中医药报》2002 年 10 月 11 日）。

（4）心血管疾病成为中国人健康杀手。目前有 1 亿人患高血压，150 万人/年死于脑溢血，75 万人/年死于心脏病，2.4 亿人体重超标，3 000 万人有肥胖病（《参考消息》2002 年 10 月 4 日）。

（5）老年痴呆患者，全世界有 1 800 万，中国有 500 万（《环球时报》2002 年 9 月 30 日）。

（6）我国心脑血管病的死亡人数为 260 万/年，平均每 12 秒死 1 人（《中国中医药报》2002 年 10 月 11 日）。

（7）不孕症：全世界现有 5 000 ~ 8 000 万，世界卫生组织预测，21 世纪将成为第 3 大疾病，仅次于肿瘤和心血管病（《燕赵都市报》2003 年 1 月 2 日）。

（8）肥胖与体重指数（BMI）：体重（kg）除以身高（m）的平方。如体重 70kg，身高 1.7m，则 BMI 等于 24.22。亚太地区 BMI 正常为 18.5 ~ 24，我国不应大于 22.6（《中国中医药报》2002 年 10 月 11 日）。

目前，中国人十分之一体重超标。据《柳叶刀》周刊的一项研究称：由于饮食习惯不好和缺乏锻炼，中国现在有大约 1 800 万成人肥胖，6 400 万成人有患心血管疾病的风险。按全国 13 亿人口来推算的话，结果显示：中国共有一亿三千七百万人体重超过正常标准。其中，发病率北部高于南部，城市高于乡村，女性高于男性（《参考消息》2005 年 4 月 16 日）。

其实，上述所列疾病还仅仅是痰浊为患之一部分，痰浊所导致的疾病远比此多得多，后文将有较详细论述。所以，如果加上由痰浊而导致的其他疾病、继发疾病，则痰证类疾病之数字势必更加惊人。由此可以肯定，痰证类疾患确实堪称当今世界第一大流行病。

痰证的概念

一、何为痰证

何为痰证?《黄帝内经》(以下简称《内经》)以前未曾明言,仅有类似于痰证的一些描述,并有与痰证同类的"饮证"的记载。至汉代,张仲景之《金匮要略·痰饮咳嗽病脉证并治第十二篇》中将"饮"列为一类病证,并首提"痰饮"之名。然其所指痰饮乃"水走肠间,沥沥有声",似属今日之泄泻,西医所谓结肠炎之类。此与痰证尚有差别,至少非痰证之全部也。至明代,张景岳则对痰证有了进一步的认识,指出:痰有虚实。但仍未将痰作为病因来看,认为痰只是五脏病理失常的产物。随着历史的发展,今人对痰开始有了越来越明确的认识。但常人所云之痰,则或仅指咳嗽而出、质黏如浆糊者,乃西医所谓气管中之分泌物。此两类固属于痰,但亦非痰证之全部也。盖咳嗽而出者、泄泻而下者,虽属于痰,然痰乃不限于此。所谓痰者,除咳嗽、便泻之黏浊物外,凡属过剩或非正常之黏稠液体皆是。除此之外,更有藏之于内脏隧道之中,视而难见其体之痰。大约而言,凡体内由水谷之质合而成之者,具黏腻、混浊之态或污秽如粥者,有淹滞、流而不畅、阻滞留恋、痞塞不通之性者,皆属痰也。由以上所列诸痰所导致的一系列病证,是为痰证。痰证之痰或内藏于体内,如结核之脓肿;或可从体内自出,如咳嗽、呕吐、泄泻而出者;或借助现代科技手段查知,如血管中之过剩胆固醇、胃中之过多黏液滞留、筋旁之囊肿;或为诊察所见,如舌苔腻、面油污;或从脉象推理而得,如脉滑濡——以痰之体本濡滑也;脉滞——以痰之性本滞涩黏着也;或从临床表现得知,如脘腹痞满——以痰性滞涩黏着,易致壅阻淹滞也;如肢体酸沉——以痰得凉易降,而其体淹滞重浊,其性缓重也,故伺外而察内,由象而得形,见证而悟理,以类而推之,格物而致知,则痰证诊断不难也。更何况经临床诊治,观其效而反思。如是反复实践,则痰证虽深藏五内,而视之岂不昭然哉!

二、痰之由来

痰证之起本于水谷，始于中土，故痰之为病，多见其先祸害中土，继而流溢四脏，为患多端。但若究其主因，乃膏粱厚味所酿生。膏粱厚味包括绝对和相对之两种。以绝对而言，一日三餐，精肉美食；或不饿而食，不饥而纳；或饭已饱矣，而又贪美味。以相对而言，则脾受偏颇之美味，如：过香、过甘、过腻。以西医观点来看，素日少肉，逢而美之，一次摄入肉食过多，则胃中之脂蛋白酶等消化液量不够，不足以化之；营养长期太过，大于人体所需，或血脂因之而高，或血糖缘此而升，或脂肪由是堆积。似此，皆属于膏粱厚味，故中医认为，"膏粱厚味，酿生痰浊"。由于对中医理论多有不明者，姑且结合西医道理说明如下：

胃之摄入过剩，大于消耗及排出，即成中医所谓"痰"。正如张景岳所谓："盖痰涎之化，本由水谷，使脾强胃健，如少壮者流，则随食随化，皆成血气，焉得留而为痰？唯其不能尽化，而十留一二，则一二为痰矣。十留三四，则三四为痰矣。"痰既生，遂使中焦壅实，而见胃脘满胀、疼痛恶心、烧心泛酸等症。凡胃炎、胃溃疡等等，初多由痰而致。此缘于胃中滞留之物过多过久，胃酸及消化液亦随之久留于胃，乃损伤胃之黏膜故也。

三、痰之变迁

若饮食滞留胃中迟迟不下，反而逆行向上，则胃中之酸液上泛于食道。食道本为碱性，遇酸之刺激则发为炎症，西医所谓反流性食道炎多缘此。若炎症进而上及于咽喉，可发慢性咽炎。

若中焦既实，渐次而下，则移于小肠，而成小肠实证。小肠吸收太多，进入血液循环，人体消耗不及，遂见高血脂、高血糖、脂肪肝等病；血因脂肪多而黏稠，血管为之壅塞，而成高血压病；迁延既久，血管为之老化而成动脉硬化症；动脉既已硬化，影响心脏之血液供应，初则为心肌缺血，久可成冠心病。如冠状动脉缺血严重，可致心肌缺血性坏死，而发心肌梗死等病；动脉硬化蔓延而及于大脑，可见痴呆症；血液供应长期不良可促使脑之萎缩；脑动脉因硬化而血液循环不良，若再加血脂过高，可致脑血栓、脑梗死等病；脑动脉因硬化而变脆，可得脑溢血等病；血脂高而血黏稠，血管硬化而血循环不畅，诸种血管病变及脏器缺血等病变必然纷至沓来；血糖过高，日久而成糖尿病；糖尿病又引发血管、眼底、皮肤、肾脏、神经等多种病变。

　　若小肠之痰渐次下移，至于大肠则成大肠实证。大肠中之物因过于精细，致使肠管之蠕动不良，而见大便秘结；肠之蠕动不良，肛门周围之静脉回流势必不畅，加以排便费力，则多继发痔疮；大肠中之物滞留为多种致病菌的生存提供了优越的条件，故可造成缠绵不愈的慢性结肠炎；大肠中环境的恶劣所造成的不良刺激，可刺激局部增生，形成息肉之类，日久可进而诱发结肠癌……

　　以上所列，皆机理较明、容易理解者也。另有许多疾病，其发病之主因虽非痰湿，但病后却与痰湿交结，以致缠绵难愈者。此类病尚有许多。至于那些受限于当今西医的研究水平，本与痰证有关，而西医未明其机理之疾患，更是难以估计。作者亦难以在此一一以西医道理进行解释。中医认为：人之得病，或起于外来因素，此称为外感类疾病；或起于内在因素，此称为内伤类疾病。以此衡量，痰证当属于内伤。综观以上所列，虽远未齐全，然该类疾病在当今疾病中所占之比例已是甚多，故痰证之为病，堪称内伤类之首。

痰证的古代文献记载

一、《内经》时代

痰之一证，虽在古代未形成系统理论，但该病早已有散碎记载。迄于春秋战国，文献中虽未明言痰证，但已经有化痰药的记载。如《诗经·鄘风·载驰》篇中就有"陟彼阿丘，言采其蝱"的诗句。蝱，同"虻"，即化痰药贝母。

至《内经》时代，医学得到很大发展，从文中对某些证候、生理、病因病机之记载来看，其文中实不乏痰证的实际记录。如《灵枢·卫气失常》指出，人有"膏人""肥人""肉人"，以别于一般的"众人"。《内经》亦有多处适宜于痰证的治疗。如《素问·奇病论》帝曰："有病口甘者，病名为何？何以得之？"岐伯曰："此五气之溢也，名曰脾瘅（热）。夫五味入口，藏于胃，脾为之行其精气，津液在脾，故令人口甘也，此肥美之所发也。此人必数食甘美而多肥。肥者令人内热，甘者令人中满，故其气上溢，转为消渴。治之以兰，除陈气也。"五者，土之数。此所谓"五气"者，土气也。溢者，满所致也，满盛则溢。由此可见，五气之溢乃土家之实也。土实则壅，故导致"中满"；土壅则气机阻滞而蕴热，故导致"脾瘅"。其病因，为膏粱厚味。"数食甘美而多肥"。其治疗，取兰。兰者，青也。草以兰名，木胜可知。土家既实，制以木药，此取兰草之义也。此文明确指出：消渴由于过食肥美甘味而发，属于脾土之实，故治以木家药——兰。此与痰证的治疗原则是一致的。《素问·异法方宜论》指出：中原地区，脾湿盛，物产丰，人民食杂而不劳，所以病多发痿厥。这一理论仍符合当今的社会实际。《内经》虽未言痰，但多处提到了与痰证病理病状类似的"饮证"。如《素问·五常政大论》曰："太阴司天，湿气变物，水饮内蓄，中满不食。"《素问·气交变大论》指出："岁土太过，饮发，中满，食减。"《素问·六元正纪大论》曰："少阴司天，四之气，民病饮发。太阴所至，为积饮痞隔。土郁之发，为饮发注下。"《素问·至真要大论》曰："太阴之复，唾出清水，及为哕噫。"这些论述虽针对饮证，但其临床表现、病因及病理机制均与痰证十分接近，可作为认识痰证的参考。

二、汉唐时代

马王堆三号墓出土的帛书《五十二病方》更是列举了半夏等多种化痰药。

迄于汉代，痰证的治疗已经有了基本的雏形。张仲景所著的《伤寒杂病论》涉及许多化痰药物，如半夏、桔梗、生姜、茯苓、牡蛎、杏仁、枳实、瓜蒌、薤白、旋覆花、贝母、葶苈子、竹茹、橘皮等。同时，创制了一些治痰的有效方剂。如：半夏厚朴汤、小陷胸汤等。实质上，小陷胸汤就是治疗痰证的名方。历代医家也比较一致地认为，此汤主治膈上热痰。《金匮要略》首列《痰饮咳嗽病脉证并治》之专篇，提出"痰饮"之名，并提出"膈上病痰"。对痰饮的症状表现列举了"满喘咳吐""背部寒冷如掌大""悸（心慌）""眩""呕""冒（头目昏眩）""心下痞坚""腹满"等。所用药物有半夏、茯苓、杏仁、生姜、干姜、细辛等。该篇虽主要论述"饮证"，但对痰证的诊治及病理病因的认识有重要的启迪作用。其《胸痹心痛短气病脉证治》篇形象地描述了类似于冠心病的胸痹证，指出其具有"喘息咳唾、胸背痛、短气、痞、心痛彻背、背痛彻心、胸满、胁下逆抢心、脉弦"等表现，并创设了化痰宽胸的瓜蒌薤白半夏汤，此方至今仍具有很大的实用价值。在药物方面，列举了枳实、薤白、橘皮、瓜蒌、半夏、生姜、干姜等药。总之，《金匮要略》及《伤寒论》所列方药，至今仍对痰证的认识及治疗有重要的启迪和指导意义。

唐代，痰证的治疗已趋成熟。《千金要方》所载治痰方已有数十首。

三、宋代以后

宋代以降，痰证的理论渐趋完善。医学巨著《圣济总录》设"痰饮"门，指出了痰饮与三焦的密切关系，认为痰饮由水饮停聚而成。

《仁斋直指方》指出了"啖食生冷煎煿，腥膻"等饮食所导致的痰证，指出了痰证与纳谷的关联性。

《医林绳墨·痰》将痰分为热痰、湿痰、风痰、郁痰、顽痰、食痰，并分别列举了治法。

明代著名医家张景岳对痰证甚有发挥。其《景岳全书·杂证谟》设《痰饮》专篇。文中首先对痰饮进行了区别："痰之与饮，虽曰同类，而实有不同也。凡呕吐清水及胸腹膨满、吞酸、嗳腐、渥渥有声等证，此皆水谷之余，停积不行，是即所谓饮也。若痰，有不同于饮者：饮清澈，而痰稠浊；饮唯停积肠胃，而痰则无处不到。"其次精辟地分析了痰之由来："痰即人之津液，无非水谷之所化。此痰亦既化之物，而非不化之属也。但化得其正，则形体强，营卫充。痰涎本皆血气，若化失其正，则脏腑病、津液败，而血气即成痰涎。"其又将痰证分为虚实两类，列举了脾实之痰："盖痰涎之化，本由水谷，使脾强胃健，如少壮者流，则随食随化，皆成血气，焉得留而为痰？唯其不能尽化，而十留一二，则一二为痰矣。十留三四，则三四为痰矣"。"但察其形气病气俱有余者，即实痰也。"

《名医杂著·痰饮》提出了"痰属湿热，乃津液所化"的理论，指出了痰证和湿热的一致性。这已经有了"土实生痰""水谷化痰"的萌芽。

清·喻昌《医门法律》指出了痰证的多发性，篇中设痰饮门，云："痰饮为患，十人居其七八。"

陈修园指出：痰，水也。随火而上升。他认识到了痰与水谷的关系，并认识到痰多夹热。这在张仲景的基础上又前进了一步。张仲景所论主要为"饮证"，其病因以寒为主，其治疗以温为大法，所谓"病痰饮者，当以温药和之"。陈修园则明确了该证以热为主。

8

痰证的病因病机

纷繁世界，以土为本。爰有中土，万物以生。是故水无土则无以归藏，心无土则无以着用，金无土则无以生化，木无土则无以滋养，故天生五行，以土为宝。人之脉理，贵在有胃。胃气充盛，受纳水谷，化生精微，运而四达，以养四脏，是谓土资四行。四行因养，五行相生，化生不竭，则人之生气不竭，得保天年，故水谷入胃，从常化则为精微。其精微随经气上归心肺，下达肝肾，土养四脏，而生气血，而养百体，是为土养四方（图1）。设若乖变，水谷异化，则成为痰，痰生中土，此乃共识。所以然者，凡可见之痰，查其质地，知其为水谷所化。水谷在胃，从异化则为痰浊。其痰浊亦随经气上溃心肺，下溜肝肾，而阻气血，而害八方，是为痰害四脏（图1）。大致而言，痰生于中，先害脾胃，而滞气机。随木、温而升；随金、凉而降。升则入上焦而于心肺，甚者达于巅；降则至下焦而于肝肾，甚则入六腑，达于腰脚。

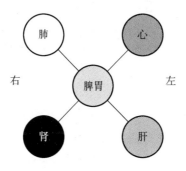

图1　土养四方及痰害四脏图

一、痰源水谷，生于中土

1. 痰生中焦，水谷所化

痰之一证虽为当今内伤类疾病之主体，然或因古今社会不同，环境、习俗各别，故古来医家甚少论述。《内经》殊不言痰。迨于张仲景，始有痰字，但与饮并称，且痰饮之范围甚窄。朱丹溪虽重痰，语焉而不详。后世之论，亦多支离破碎，不成系统，或有讹误。如将痰证皆归咎于脾虚、"脾无实证"等等即是。余思痰之一物虽属于邪，为病理之产物，但中医认为：正与邪本可互相转化，并无绝对界限，故谓痰为邪可也，云痰为异化之水谷可也，云痰为精微之乖变亦可也。考痰之由来，则足以证实此理，即痰本来自水谷。水谷由口入胃，运化于脾，脾将其中精细者上奉心肺，敷布全身。即《内经》所谓："饮入于胃，游溢精气，上输于脾，脾气散精，上归于肺"；"食气入胃，浊气归心，淫精于脉"。若脾胃所上奉者，量得其适，用得其正，则为精、为营；若其量过剩，若其用乖变，则为痰、为饮。我东方文明素有格物之法，其法：或观其形态，或察其产地，或考其生长环境，或尝其味，或嗅其气，或实验其效用，如此，多法考验而定其性质。试以此道而明痰，观痰之质地，可知其为物。试以最易见之咳嗽之痰观而思之：其物或稠如浆糊，或稀似浆水，则其中非水化之物即谷变之物。其稠者谷多，其稀者水多。而痰则多为黏稠者，其稀者当为饮之类，故云：痰乃水谷所化。水谷从口入于胃、归于脾，故脾胃为痰浊之源头。痰浊在脾胃，即为脾胃之邪，邪在于脾，则为脾土之实证。水谷化痰，兹有一典型病例：周某，男，35岁。初诊时间：2004年10月30日。患者主因吐痰多来诊，其痰尤在饭后为甚，兼见气短，腰不适，脉滑、稍弦、尺稍弱。此为典型之痰证，兼有肾虚。盖因痰湿中阻，中焦本实，受纳水谷，中焦更得水谷之充，谷痰相加为实益甚，中焦之气机更加壅滞。水谷因壅，化不得正，更生痰浊，痰浊由之更盛，于是饭后加重。处方：清半夏10g，桔梗10g，瓜蒌15g，前胡10g，苏子10g，远志肉8g以化其痰浊；枳实15g，厚朴10g，竹茹13g，炒莱菔子10g以通降其胃气，且化其痰浊。服药1周，病减，服药2周，其病痊愈。

2. 水谷变痰，饮食相关

水谷既可变痰，则痰证可因水谷而益盛。出于保护性反应，则人有因痰而不受水谷者。兹有一典型病例：丁某，男，51岁。初诊时间：2004年12月12日。患者主因难以进食，食入则吐半月来诊。察之：舌苔黄腻，脉弱而滑。考虑气虚而胃不得通降，痰阻于中而胃不得受纳，乃以张仲景之旋覆代赭汤化裁。处方：旋覆花8g，代赭石粉30g，枳实15g，厚朴10g以降气；党参10g以补气；清半夏10g，黄芩8g，苏子10g以化痰；焦神曲10g，广藿香8g，鸡内金8g以养胃；竹茹13g合黄芩以化痰且以助胆之通降；石菖蒲10g以芳化开通之。黄芩之所以化痰且可助胆之通降者，盖因黄芩色青带黄，黄则入土，青则入木，故为调治木土之药。痰证为土家之实，宜制之以木，故黄芩善当此任。且因黄芩味苦性寒，寒则去火而降，苦则泄邪而开，故黄芩有开降痰浊之功。脏者中实，腑者中空。入木之药，实心者多入脏，空心者多入腑。何者？

腑源于"府"。府者，聚也，故府乃办公之所，有司朝聚、三班六房、主簿衙役、有关人等，群僚毕集，处理公事，公事既理，至暮而散，府中乃空。人之六腑，理亦如之。水入谷纳，则腑中充；食下、谷下，则腑中空。反复充之，反复空之，腑之道也。故时聚时散，时充时空，是腑之特点也。黄芩之佳者，其周围实，其中间腐而欲空，故人或谓之腐肠。空则入腑，故黄芩入胆腑。试观胆汁，色青带黄，而黄芩亦青中带黄，故可入胆。肝木虽主升，但木中之肝性升，木中之胆性降；木中之温者性升，木中之凉者性降。黄芩胆药而凉，善和降，故胃有逆，治以胆药黄芩。用竹茹者，亦因其入腑。《内经》曰："胆者，中正之官，决断出焉。"所谓中正者，不偏不倚，秉其正直之性而有明辨歪斜之能。以其正直不偏，故可明其是非，断其曲直而正其偏枉，故主于决断。譬之以朝中五官，乃如大理寺正卿，乃如公检法系统，主法律之解释，主官司之判决者也。此等官职堪与将军同类齐观，故我中医将其与肝同列，而互为表里。盖竹茹者，乃竹之中皮。竹之性刚而直，将军之比；不偏不倚，是为中正；遭遇金秋而不改其青，善处湿热之地而固其土者，竹茹秉木气之盛由是可知。木有肝胆之分，肝主升而胆主降，肝为脏而其中则实，胆为腑而其中则虚。竹茹乃竹之皮，竹本中空，故属于腑。竹茹既属于胆腑，乃木中之降药，故主胃气不降之呕吐。痰热者，土之实证。土实当制之以木，而取和降者，当选胆家之药。此药既秉胆木之气，自能疏土；痰乃土家之实，此药疏土而降，故善化痰。服药1周，颇能进食，其吐亦减。继服2周，其病痊愈。

3. 痰与水谷，正邪互变

中医不同于西医，西医认为，病菌、病毒之类乃致病之因，对此只能杀灭。中医则认为，正与邪常无绝对界限，在一定条件下，正可以变为邪，邪亦可变为正。水谷与痰，亦是如此。水谷既可变痰，则痰证既经治疗亦可回化为水、为谷。余多年临床治疗中，恒有中焦痰证，见脘痞、乏力、大便不畅诸证，业经治疗，其脘得舒，大便通畅，身体觉有力，此盖因痰回正化，化生正气也。痰消于中而不留着，故脘不痞；为谷之精微而养人，故身体有力；谷中之精既升运而养人，则渣滓糟粕所剩无多，而胃易降下，渣滓糟粕得顺利降下，故大便乃畅。是故痰证治疗以后，矢气转多，大便转畅者多为佳兆。痰既为水谷和合，则亦有痰化归正而化为水下，见诸尿多者，此即痰中之水得化而下使然。兹举一例：杨某，女，47岁。初诊时间：2004年12月12日。患者双手无名指麻，左侧肢体无力，曾在县医院检查发现血液黏稠，诊为中风先兆。余诊其脉，滑而沉实，左尺较弱。考虑痰阻经脉，血为之瘀滞，气血不通。处方：清半夏10g，苏子10g，瓜蒌15g，竹茹13g以化痰；石菖蒲10g，鸡血藤30g，地龙6g，土鳖虫5g，川芎10g，威灵仙8g，桑枝10g以通其经；

赤芍药10g，牡丹皮10g 合川芎、土鳖虫以活其血。服药1周，复来就诊。诉：小便见频，不知是好是坏。余告之曰：原本痰阻，譬犹物塞道路，道路不通，今用药物，以清除其阻塞，道路得通，邪从小便而出，自是佳兆，服之无疑。据证略作加减，继服，1周见轻，2周已无不适，停药。

4. 脾有实证，痰浊即是

考近世之中医基础诸书，多言脾虚，鲜言脾实。更有谓"脾无实证，肾无实证"者。至于理由乃云脾藏营，为气血生化之源，为后天之本；肾藏精，为先天之本，为性命之根，精气血为人体之宝，自无"实"之一说。其言似乎凿凿有据。但细思之疑窦便会丛生：肺、肝、肾、心与脾皆为五脏之一，何以他脏皆有实证，唯脾肾独无？若言精、营为人之宝，则肺所藏之气、肝所藏之血，何者非宝？且五脏缺一，人必不生；五脏偏颇，人必疾病。肝肺既有太过，脾肾何能独见不足？且以天地而言，长夏之时，淫雨霏霏，连绵不休，岂非土之太过？以人而言，膏粱美食，终日不乏，且食欲旺盛，胃纳丰足，遂见大腹便便，形体丰腴，乃至肉多而臃，似此岂非脾之实证？且《灵枢》有言："脾藏营，营舍意，脾气虚则四肢不用，五脏不安；实则腹胀、经溲不利……肾藏精，精舍志，肾气虚则厥，实则胀，五脏不安。"由是观之，五脏皆有虚证，皆有实证。此痰浊之证，常缘营养丰盛、脾胃纳之太多而发，可见其为脾土之实证也。余曾著脾实证与繁木泻土一文，附之于后。

5. 痰与湿热，合于中土

痰合于湿热，而湿热本为长夏之主气，合于中土。朱丹溪重湿热，重痰，诚有以也。盖痰湿之性本黏腻、淹滞、阻遏、壅郁，其性本易下溜（湿夹寒即如此），但因其性易阻滞，则气机壅郁。郁则化火，痰得火热之炼，热欲上而湿不得顺利而下，则黏滞、阻遏之性更强，或可上阻于心肺。故痰既生成，虽居中焦，随他邪则可达于四旁，顺经络可至于全身，而不必皆下溜也。

二、痰阻脾胃，病证机理

痰本生成于脾胃，脾胃位于人之中焦，故先见中焦之困阻。痰困中焦，不上不下，气机受困则见脘腹痞满；中焦受阻，气机不畅，故发疼痛，所谓"不通则痛"是也；痰阻于中，阳气郁遏而不达四末，可见肢体厥冷；痰属于土之类，肝为木、主升，若痰阻之甚者，势必侮肝，肝不得升而气机闭塞不通，可见昏厥；痰阻于中，与热相搏，痰热内灼，可见脘腹灼热，如烧如炙；痰热内郁，寒来凑之，故其人畏冷之甚；痰下时腹鸣辘辘，痰上时恶心、呕吐；痰阻于胃，与热相合，胃气不得下降，则六腑之浊气反而上腾，故见口臭。

痰阻于中焦，是为土实。脾土既实，必引发体内五行之克制机制。制土者，肝、风、木也。痰蕴结于中，可引肝木来乘。兹举一例。陈某，男，11岁。初诊时间：2004年2月14日。患儿主因纳呆、四肢乏力而拘急，由其父领来就诊。其父代诉曰：涕多，夜卧不宁，身体乱动。余察之：舌苔腻，脉弦滑。此因痰食积滞，中焦因实，土家既实，引动肝木来制，时日既久，反致脾土虚中夹实。此治疗当分两个阶段：第1个阶段祛痰浊、消食积以除其邪。第2个阶段扶中土、强运化以平其木。处方：广藿香8g以醒脾；清半夏10g，桔梗10g，瓜蒌15g，黄芩8g，苏子10g以化痰浊；焦神曲10g，炒麦芽10g，炒山楂10g，茯苓12g，鸡内金7g以健运中焦；竹茹13g，合半夏、苏子以和降之。服药1周后，纳食增加，手觉有力。服药2周后，手动已轻，脉滑、苔腻皆减，身体有力。服药3周后，外观其形体，已不见乱动，但患儿仍觉手内之筋动，且每至中午加重。余思：中午阳盛，更易动风。方中当继续化痰，同时加崇土抑木之品。据证略作加减：黄芩8g，败酱草10g，杭白芍15g，瓜蒌15g，浙贝母8g（碎），生甘草15g，清半夏10g，苏子10g，桔梗10g，广藿香8g，生牡蛎12g，生地黄15g。方中败酱草、浙贝母以加大清化热痰之力；甘草以扶土抑风木之亢；生牡蛎、杭白芍、生地黄养阴以潜阳，继服1周痊愈。

三、痰随肝升，因温而上

痰浊生成于中土，然不囿于中土。其遇温热，或随肝木之气、随上行之经气乃可上升，而引发诸证。盖肝木主升，热易炎上也。兹举例如下：

1. 痰随肝升，胃气因逆

足厥阴肝脉夹胃而主升，肝之升若夹痰而上，则见反酸，酸灼于上而觉烧心；气既上逆，胃不得和降而受其伤，故见恶心。俗称之肝胃不和者，常因痰热生于中，肝木来制，气逆于上所致也。心在胃上，冲脉丽于阳明，故胃逆则上攻心，病发而似奔豚。兹举一例。魏某，女，50岁。初诊时间：2004年2月21日。患者主诉：颇欲大便而不能畅下，转觉胃中有气上顶而发恶心，且平日不能吃水果及甜腻生冷，时觉胸闷。头脑转弯慢，遇事则六神无主、不知所措。问其病史，曰：去年多次发作大便带白黏状物之情况。诊其脉，滑而带洪。分析：患者大便带白黏状物即痰也。此说明其人去年已有痰积，痰积在中，是为土实。土实，木当疏之，木欲疏泄而下，下于大肠则白黏。然痰性黏着，木虽疏之，未收全功，下而不尽，滞留而郁热生，木火之性上炎，反而上攻，而见大便难遂，气上顶而恶心。木既乏而气逆，则将军不能谋虑，有司不能明断，罢极失准，而致头脑不灵、反应迟钝（参见后附论文：罢极与罢极失准证）。处方：旋覆花10g，桔梗12g，清半夏10g，苏子10g，黄芩8g，枳实15g，厚朴10g以化痰降浊；三棱8g，莪术8g，榔片8g，合枳实、厚朴以导滞；竹茹13g，合黄芩以化痰扶木；焦神曲10g以益中焦之化；代赭石粉30g，合旋覆花、苏子、厚朴等以镇降其逆上之邪；复加生石膏12g，恐其清热之力不逮也。服药1周，大便通下，脉已不洪。据证略作加减，继服。2周后滑象亦减，气不上攻，心胃皆和，停药。

2. 痰引肝急，逆气而厥

痰为土邪，是为土家之实。据五行相制学说，制斯土实，责在肝胆，故痰热在中，每引发肝木之制。肝因痰激，亢而向上。当此之时，若肾不虚，尚可恋阳。阳不厥逆于上则尚无危证。设若肾虚，不能涵纳则可致昏厥。兹举一例。张某，女，63岁。初诊时间：2003年9月20日。患者主因昏厥而就诊。其昏厥间日一发。兼见：懊恼，食后反胃，脉急、弱，两尺尤甚，舌苔腻。此当先降其痰浊，使其不引肝木之制而厥逆不发。若只知平肝，木无以制土，土将更实，势当变生他病。所谓治病求本，此之谓也。处方：清半夏10g，桔梗12g，竹茹13g，苏子10g，黄芩8g以化其痰浊；枳实15g，厚朴10g，旋覆花10g，地龙3g，合清半夏以化痰，即和降气机；广藿香8g，石菖蒲10g以芳香化浊；郁金15g合清半夏、石菖蒲、厚朴等以作生金之图。服药2周，发作次数减少，1周中仅发1次。据证略作加减，去枳实、厚朴，加杭白芍15g，焦神曲10g，川楝子10g，继服1周，不再发作。

3. 痰阻胃逆，口咽流涎

咽主地气，下通于胃，为胃之上门。胃有痰阻，下降不利。既不得降乃反上行，至于咽部，或见咽塞，俗谓之梅核气者。或痰上升至极，由口而出是为流涎。小儿口角流涎，多缘于此。然该病乃不限于小儿。虽成人，其痰湿盛而上越者，亦可见此。兹举一例。康某，男，42岁。初诊时间：2002年8月24日。患者主因口角流涎沫就诊。伴有阳痿不坚，腰痛，寐差，脉滑而沉弱。曾多方治疗无效。此为痰湿漫溢、上出于口、下伤肝肾所致。处方：苏子10g，清半夏10g，桔梗10g，瓜蒌15g，竹茹13g，茯苓12g，薏苡仁15g，川断10g，桑寄生10g，厚朴10g，地龙3g。6剂后口角之涎已少，他证亦减。继服6剂，诸症消失。

4. 痰阻胃逆，咽部阻塞

咽主地气，下通于胃，为胃之上门。胃有痰阻，下降不利，上门因塞。痰阻胃中，既不得降，乃反上行，至于咽部，则见咽塞，俗谓之梅核气者，实多缘于此也。治疗此证化痰降浊为最紧要。兹举一例。翟某，男，39岁。初诊时间：2003年2月22日。患者咽中觉有痰塞，欲咯之出而不得，故致"哼、哼"不已。脉滑略沉迟稍弱。此西医所谓咽炎，属于中医之梅核气一类，初步拟治以降胃化痰。处方：黄芩、枳实、厚朴、清半夏、桔梗、瓜蒌、竹茹、旋覆花、炒莱菔子。2周后，纳增，食易下，但觉胸闷，咽中塞感稍减但仍未消。遂思：痰在中下者已去，痰结在上者仍存，当涌吐而出之。调方：黄芩、瓜蒌、桔梗、半夏、苏子（苏子、半夏为化痰要药，虽主以升，然亦能降也）、海浮石、石菖蒲、麦芽、地龙。水煎服。2周后病大减。停药。7月20日随访：停药后症状渐渐减轻，今已痊愈。

5. 痰随经升，塞于额中

痰生于土，土属阳明，阳明主面。若痰中阻，随阳明经气上行，而达于额，与风交结，则可致额部疼痛，鼻塞不畅，西医所称"额窦炎"多缘于此。兹举一例。张某，男，15岁。初诊时间：2004年3月13日。患者主证：额痛，鼻塞而憋胀，因而寐差，舌苔腻，脉滑数。此多缘风邪内入，与痰交结，闭塞不通。处方：黄芩8g，旋覆花10g，薄荷8g，浮萍5g，辛夷花6g，苏叶8g，蝉衣8g，地龙3g，苍耳子5g，麦芽10g，茵陈蒿15g，广藿香8g，石菖蒲10g。服药1周，额痛消失，但鼻塞、憋胀感未减。服药2周后诸症消失。

6. 母病及子，中痰侵肺

《内经》曰："饮入于胃，游溢精气，上输于脾，脾气散精，上归于肺。"胃中之痰由脾上输，至于肺，则痰嗽之证作矣。痰阻于肺，肺气失于宣肃而风来侮之，故有咳作，余称此病机为"木击金则鸣"。如此因胃痰而致肺咳者，属母病及子、土令金实，所谓"脾为生痰之源，肺为贮痰之器"是也。痰阻于肺，蕴积日久，气郁而化热，痰热既成，则更易于招风寒——阴阳互根而相引也。如此，则受风咳嗽，屡屡发作。若只治其风，不除其痰，病难以根除。必重治其痰，病根乃除。兹举一例。李某，女，14岁。初诊时间：2003年10月4日。患者3年来每冷则咳，咳时喉咙中有痰声。昨日天气骤冷，咳嗽又发，因来就诊。脉滑而数，尺部稍弱。处方：远志肉8g，海浮石8g，瓜蒌15g，桔梗10g，清半夏10g，苏子10g，麻黄5g，炒杏仁8g，党参10g，炒麦芽10g。服后痰出较前顺利，第2周咳嗽消失。

7. 中痰及肺，窍道不畅

胃中之痰由脾上输，至于肺，或阻于肺之窍，则鼻塞而易感冒，此病在青少年甚为多见。西医称为鼻窦炎、额窦炎者是也。此类病常须化痰，日久正气虚馁者，兼须扶正。若只祛其风，效果不著。兹举一例。王某，女，25岁。初诊时间：2003年11月1日。患者咳嗽、吐痰、鼻塞3个月，现兼轻喘、纳呆，脉弦滑尺甚。处方：炒杏仁8g，苏叶8g，桑叶8g，桔梗10g，清半夏

10g，怀山药 12g，苏子 10g，麻黄 5g，薄荷 8g，麦芽 10g，茵陈蒿 15g，远志肉 8g，辛夷花 6g，苍耳子 5g。服药 1 周后咳减，2 周后诸症皆消。

8. 子病累母，痰伤心脉

《内经》曰："食气入胃，浊气归心，淫精于脉。"言人吃食物至于胃中，其五谷精华由脾上输，至于心，达于脉。胃中之痰亦可随之上输，至于心脉。脉道为之壅遏，心气为之不畅，终致血瘀气滞，故见胸闷、胸痛。西医所谓心律失常、冠心病之类大多缘此。此所谓子病累母、子令母实是也。其所以"子令母实""浊气归心"者，盖胃有大络，名曰虚里，痰湿可经大络由胃达心，影响心脏，故而引发心家之实。心家既实，可见胸闷、心悸等症。兹举一例。龚某，女，60 岁。初诊时间：2002 年 9 月 21 日。患者主因冠心病来诊。主症：胸闷、心悸、心烦、头晕。伴有烧心、右上肢麻、脉滑洪而实。此痰热上而实心。处方：瓜蒌 15g，黄芩 8g，清半夏 10g，竹茹 13g，桔梗 10g，苏子 10g 以化痰；枳实 15g，厚朴 10g 合竹茹以降浊；郁金 15g，丹参 10g 以活心血。疏方 7 剂，服后头晕、心烦、烧心已不明显，随证加减，共治疗 6 周。11 月 26 日其邻居来诊，顺便告余，其病已愈。

痰伤心脉，心神不宁，脉道阻滞，则脉行无常度。兹举一例。张某，男，51 岁。初诊时间：2003 年 2 月 14 日。患者因胸闷并且心律失常来诊。兼见：左腋下疼痛，脉浑而尺弱、时结，舌苔腻。此为痰湿所致胸痹证。师张仲景瓜蒌薤白半夏汤之意。处方：瓜蒌 15g，清半夏 10g，苏子 10g，桔梗 15g，黄芩 8g，竹茹 13g，浙贝母 8g（碎）以化痰；薤白 10g，厚朴 10g，石菖蒲 10g，广藿香 8g 以宣降痰浊；郁金 15g 以开心血之郁。服药 2 周后，脉已无间歇。5 周后诸症消失。

9. 痰困心神，厥而欲脱

痰阻于脏腑，脏腑气机阻遏，或隔绝，或逆上，可见厥证。兹举一例。患者朱某，女，63 岁。初诊时间：2002 年 3 月 10 日。患者头蒙，面麻木不仁，每心中难受则手颤而欲大便，既大便则厥不知人，脉滑而弦。此因痰邪阻滞，气机不通，故木；大便时气欲下而不得，反逆于上，故厥。治以化痰降气。处方：清半夏 10g，苏子 10g，旋覆花 8g，竹茹 13g，桔梗 12g，浙贝母 8g（碎）以化痰降逆；生牡蛎 15g 以化痰且敛心神之浮越；丹参 10g 以养心；焦神曲 10g 以和中。服药 1 周症减，3 周而痊愈。此证因阴阳气不得顺接，故致如此。若气机终于为之断绝，阴阳于是离决，则死矣。

10. 痰阻髓海，健忘失志

痰随肝、督而上，可直达于脑。痰本属土，髓海属水，土害其水，水为之亏而志不得藏，故令健忘。此类患者甚为多见。因痰阻日久而见尺脉无力、不任寻按者，多缘于此。此乃中焦痰浊，土实克伐肾水使然。若只见肾虚，动辄补肾，生地黄、熟地黄之类随手而措，则病不仅不除，反而转生他病矣。此因补肾之品，多滋腻恋痰助痰之故也。治此者，化痰降浊，生金消土，则病自愈而肾自复也。此类证甚多，不需举例，读者临床，俯拾皆是。但记化痰以治本，其功多矣。

11. 痰阻脑脉，中风偏枯

若痰随肝、督而上，达于巅而阻于脑，血因之瘀，脑之脉缘此而不通，则可发脑血栓。今人营养太过，血为之浊，经脉由是而不畅，故脑血栓之症倍多于古，临床亦甚多见。而人将欲患此者，或轻视而不就医，或因血压高（低压高者更突出）、血液黏稠而就诊于西医，每服降压之药，血压或降而血液终浊，终至脑血栓形成。余思此证，乃因痰阻，郁而化热，引动肝风内肆，痰随肝上，阻于上极，大经为闭，而致偏枯。故此病之初仅见脉滑，此尚无中风（脑血栓）之虞；后则脉见浑滞，则血行已是不畅，已有中风（脑血栓）之忧。此时化痰，多可避免此病之发生。余曾治一老年女性，带其孙子就诊于余。诊治已毕，求余且为自己诊脉。余诊其脉，已有滞象，告其中风（脑血栓）之忧，其人亦似有感，然沉吟良久终未决然用药，带其孙子而去。第2周，其子乃来告曰：其母果发中风，心中悔甚。余闻之，心甚遗憾。故此后凡遇此情况，皆谆谆相劝，图治于中风之未发。凡听余劝告者，未闻有发生此脑血栓者。夫脉中痰浊欲阻，则诊之遂见滞涩之象。孰谓我中医诊法简单而不能预知疾病也哉？

12. 痰蒙心神，发为癫狂

若痰随肝、督而上，达于巅而阻于脑，夹热而壅塞、蒙蔽清阳之腑，神明于是而蒙蔽，遂发癫狂。夫癫者，病在痰侮肝胆，木受其困，谋虑、罢极、决断之失职；狂证病在心与肝胆，为木火两脏受困。治癫者，重在清痰扶木；治狂者，重在清心化痰（后所附载之癫狂病例可参考）。

13. 痰害肝肾，清窍闭塞

若痰随肝、督而上，达于巅而阻于脑，夹热而壅塞、蒙蔽清窍，髓海于是乎伤，胆窍由之而闭。今髓海受扰，肾之窍不清而鸣响；久伤则髓海因是而空虚，故见耳聋。兹举一例。刘某，女，17 岁。初诊时间：2002 年 8 月 10 日。患者耳聋 2 年余，无中耳炎病史。其耳聋无明显诱因，上火则加重。伴有寐差、落发多、脉沉滑尺弱。此为痰热伤肝肾。盖痰热者，土之气，土盛则水木皆伤。肾虚水不滋养则发落，胆木受侮则耳聋，水不济心火、魂不安则寐不佳。处方：竹茹、苏子、远志肉、黄芩以化痰；升麻、栀子、石菖蒲、地龙以开窍；麦芽、郁金、白芍、玄参、柴胡、茵陈蒿以调补肾与肝胆。服药 2 周后症状大减。3 周痊愈。

14. 痰侮肝胆，罢极失准

肝经挟胃而行，下至于少腹、阴部，至于足；上至于目系、颊里，至于巅。痰随肝胃二经而上，随其处而侮肝滞气，故见症不同：痰在巅则判断失灵、谋虑不决，或见痴呆。此为罢极失准证。兹举一例。张某，女，41 岁。初诊时间：2003 年 3 月 23 日。主症：困倦，目昏而胀，太阳穴疼痛，不能思考事情，遇事则心中难受，并伴有痛经、白带多、腹满、善太息、脉沉滑而弱。处方：桔梗 10g，清半夏 10g，苏子 10g，竹茹 13g 以化痰；北柴胡 8g，麦芽 10g 合竹茹以养肝胆；焦神曲 10g 以助中焦之化；三棱 8g，莪术 8g 以通调其滞；鸡血藤 30g，地龙 3g 以养血通经。服药 1 周后症状即大减。3 周后基本治愈，且本次月经亦不痛。

15. 痰热上蕴，两颊为肿

痰在胃，挟肝之气、热之势则可上行。肝经上至巅而转下至目系，从目系下颊里；胃经循颊车。除足太阳膀胱经外，五条阳经皆至于颊，故痰热可蕴积于颊。痰在颊则阳气更为之壅，甚者可见颊肿。小儿之疒腮，实多因热夹痰所致也。但颊肿乃不限于小儿，成人亦可见此。兹举一例。龚某，男，38 岁。初诊时间：2004 年 5 月 9 日。患者主因双侧腮腺增生来诊。患者发现双侧腮部增大 1 个月，深怕得了肿瘤，在省二院经 CT 检查，诊断为腮腺增生。观其面，两腮当颊车穴处显著凸起，以致面部之轮廓异常。兼见：声音嘶哑，耳根胀，症状晨稍著，舌尖红，脉滑洪而浮。此为痰热蕴结。处方：瓜蒌 15g，浙贝母 8g（碎），川贝母 7g（碎），清半夏 10g，海浮石 8g，桔梗 10g，苏子 10g，远志肉 8g，黄芩 8g 以清化其热痰；地龙 3g，山栀子 7g，生麦芽 10g，北柴胡 8g，茵陈蒿 15g 以通调其经络。服药 2 周，左腮接近正常，耳根已不胀。据证略作加减，继服 1 周，右侧腮亦变小，停药。

16. 痰热阻目，眵多黏眼

痰热随肝而升，上至其窍则肝窍不清而见目昏、多眵，或发白内障，或目难睁开，或罢极失准。兹举一例。李某，女，53 岁。初诊时间：2004 年 3 月 14 日。患者主诉：目眵甚多，而致晨醒时目难睁开。兼见：头脑糊涂，或麻，健忘。观其头，时时缓慢摇动。舌苔黄腻，脉滑。时当仲春，而肝脉了无弦意。此因痰阻，而肝受痰滞，木不得升发使然。处方：麦芽 10g，北柴胡 8g，当归 12g，女贞子 10g，黄芩 8g，桑寄生 10g，茵陈蒿 15g 以调肝胆；广藿香 8g，石菖蒲 10g 芳香化浊以开窍；地龙 3g，鸡血藤 30g 以通经；瓜蒌 15g 合黄芩以化痰。服药 1 周，症减，但觉口中黏腻如浆糊。乃悟：药虽对，但化痰之力尚欠。据证略作加减：加苏子 10g，远志肉 8g，桔梗 10g，佩兰 8g，去当归、桑寄生、鸡血藤。继服 1 周，症状大减，再服 1 周，头清，目舒，诸症若失。

17. 痰热滞胸，胸痹心痛

痰热上升，达于胸，则胸部之气机阻滞，发为胸痹、真心痛等病。此缘膏粱厚味，酿生痰浊。《内经》所谓"食气入胃，浊气归心，淫精于脉"。今食入过多，"浊气"上奉亦过剩，脉中于是混浊，心脉于是乎病。以西医观点来参看：小肠吸收太多，进入血液循环，人体消耗不及，遂见高血脂等病。血因脂肪多而黏稠，血管为之壅塞，心脏反射性升高压力，而成高血压病；迁延既久，胆固醇等沉着于血管壁上，血管为之老化，而成动脉硬化症；动脉既已硬化，影响心脏之血液供应，初则为心肌缺血，久可成冠心病。如冠状动脉缺血严重，可致心肌缺血性坏死，而发心肌梗死等病。此类病皆随营养改善和加强而呈多发趋势。近 30 年来，心脑血管病明显增多。余据痰治疗此类疾病甚多，效果绝大多数甚佳。仅举一例。李某，男，62 岁。初诊时间：2000 年 5 月 5 日。患者患有冠心病多年，并发心律不齐。现动则气喘，胸部憋闷，脉促，左关弦滑，舌淡，苔滑。中医诊断为胸痹。此为痰湿阻滞于心脉所致。处方：瓜蒌 15g，清半夏 10g，黄芩 8g，苏子 10g，茯苓 12g，浙贝母 8g（碎）以化痰；薤白 10g，枳实 15g，厚朴 10g 以宣通心阳；丹参 10g，苏木 8g 以活血理气；焦神曲 10g 以助中焦之化而即化痰，自加鲜姜 3 片以和降胃气而收辛散之功。服药 2 周后，患者心律已规整，但咳嗽、吐痰清晨为甚，动则气喘，脉弦滑。此为木来疏土，痰欲外出，故见脉弦滑。晨时木盛，故吐痰而晨甚。治当因势利导，扶木以制痰。上方加茵陈蒿 15g，竹茹 13g。继服 2 周，痰已少。去茵陈蒿，加五味子 10g，怀山药 12g，代赭石粉 30g 以补肾纳气而定其喘。继服 1 周，喘减停药。

18. 痰热滞胸，乳络闭塞

痰热上升，达于胸，若胸之气机受阻，不达于乳，而见乳汁不通。观今之产妇，体非消瘦，营养亦不乏，但缺乳者甚多，盖缘于厚味盛养，酿生痰浊，痰阻乳络，乳汁缘此而不通。兹举一例。张某，女，30 岁。因产后 40 天乳少，于 1998 年 12 月 6 日就诊。察其形体甚丰，苔腻，脉滑。此为痰阻乳络使然。处方：桔梗 15g，瓜蒌 15g，苏子 10g 以化其痰浊；枳实 15g，厚朴 10g 以通其滞气；乳者，肝胃所通，治乳无忘调其肝胃，故加竹茹 13g，陈皮 8g 合枳实、厚朴理气即化痰而调肝胆；丝瓜络 5g 以通乳络。服下 3 剂后乳汁增，继服 3 剂痊愈。倘若乳之气机既已壅阻，又与痰相搏而化热，腐肉败血可变生乳痈。所谓"膏粱厚味，酿生痰浊"、"膏粱之变，足生大丁"，理之微妙乃在于斯。

19. 痰随热升，阳明经痹

痰之升者多因夹热。痰热在胃，随经上升，有上至于头面而留滞经络，经络缘之而痹阻者。兹举一例。卢某，女，27 岁。初诊时间：2003 年 3 月 9 日。患者主因右目内眦之下，沿鼻外缘至鼻孔旁疼痛而来就诊，兼见脘腹痞满、时时烧心、头蒙、多梦、肩部如压重物、脉弦滑而洪。分析：目内眦之下，沿鼻外缘至鼻孔旁乃阳明经所过。今因胃脘痰阻，郁而化热，故见脘腹痞满，时时烧心。治当化痰通经。处方：瓜蒌 15g，浙贝母 8g（碎），桔梗 10g，清半夏 10g，黄芩 8g，苏子 10g 以清化痰热；广藿香 8g，旋覆花 10g 以去其浊；石菖蒲 10g，地龙 3g，竹茹 13g 以通其经。竹茹中空，不唯化痰、益胆，且有通痹之功。服后第 2 天头蒙、多梦减，但嗜卧、乏力著，此热去而痰仍在所致也。继服 6 剂后症大减。据证略作加减，继服 1 周病愈。

20. 中痰实心，火郁懊恼

心属火，主神明。痰上扰心可致懊恼。兹举一例。张某，男，48 岁。初诊时间：2003 年 2 月 1 日。患者主症：心烦懊恼，心口灼热而动悸。脉弦浑稍滞，舌苔腻。处方：瓜蒌 15g，苏子 10g，牡丹皮 10g，丹参 10g，黄芩 8g，桔梗 12g，清半夏 10g，厚朴 10g，竹茹 13g，旋覆花 10g，沙参 10g，石菖蒲 10g。服药 2 周后，脉转滑利，症状大减，巩固 1 周痊愈。

四、痰随金降，因凉而下

1. 痰体阴浊，下降为顺

大抵痰夹热则易升，而热轻湿重则易降。以痰本阴浊之体，有下溜之势也。若痰不夹热上升，亦不郁结于中，则必下溜。下溜者，痰之顺证也。治疗时，当因势利导。又，上部为天，心之分野；中部为土，脾胃之都；下部为水，肾之统领。至于肝，其合为风，其主为筋，起于下极之阴，达于巅顶之高；至于肺，其合大肠，其性凉，凉生于九天之高，而降于极低之处。故痰浊下降，肾家受病最为常见。其次为肝筋与大肠。

2. 痰溜大肠，泄泻痢疾

痰浊下溜，至于大肠，此为土病及金，属于母病及子，可发溏泻，如西医所谓结肠炎之类。似此者，为痰土之实而生金。然金生则土消，中上焦之痰遂减，病之顺也，故易泄泻者少有肥胖、高血脂之类疾病。治疗此类泄泻亦当因势利导，不可见泻止泻也。兹举一例。乔某，女，42 岁。初诊时间：2004 年 10 月 2 日。患者主因痛泻 1 个月来诊。兼见：脘痛烧心、难以入寐。舌苔略腻，脉沉滑而实，近滞。余考虑脘痛、烧心、苔腻、脉滑为痰证无疑。痰在中而有降下之势，故发泄泻；泻而不尽，故日久不愈。此为痰湿中阻，欲下而不畅，治当"因其重而减之"。处方：清半夏、桔梗、苏子、瓜蒌、竹茹以化痰降浊；藿香、黄芩以祛浊；神曲、麦芽、陈皮以促中土之化；厚朴、云苓以顺势降之。服药1周，泄泻减，泻时不痛，遇劳则发。余以为邪已退而正虚，乃去厚朴、陈皮，加山药、白芍、薏苡仁。继服1周，而发下痢，里急后重，小腹疼痛，此显系止泻过早所致。急变方，用白头翁汤化裁治疗，疏方7剂，患者未再来诊。不知是愈，还是疑余而改投他医。不论如何，第2次就诊时补益过早，其有失也。

3. 痰浊侮肝，前阴降浊

痰浊下降，溜于前阴，则囊部、阴部湿黏，如西医所谓阴囊湿疹之类。若逆下于肝经，是为土实侮木，或为尿浊排下，或为白带下出。作尿排出者，如糖尿病之多尿之时即是。亦有非糖尿病患者，所尿亦非糖而仅为尿多者。2001年11月30日，余曾治疗一王姓患者，其主症为尿多，半日5次以上，甚不利于工作。经西医检查，除血尿等，未见其他病变。余视其人，形体甚丰。诊其脉：滑甚兼数，尺脉较弱，肝脉不弦。此痰热下溜，损伤肝肾。肝主疏泄，凡大便、小便之排泄，皆为肝之疏泄表现。今痰热在下，木欲疏泄，故见尿频。首方先予苏子10g，瓜蒌15g，桔梗15g，浙贝母8g（碎），竹茹13g，黄芩8g以清化其痰热；枳实15g，厚朴10g，茯苓12g以降其浊；且竹茹、苏子皆有降下之功，厚朴、贝母、桔梗皆有生金之效。金生则肝热之急得以纠正，浊降则尿之频数自消。疏方7剂，服之症减。次加生地黄15g，怀山药12g以补肾。再服7剂，尿频消失。后间隔性服药，以巩固疗效。至于作白带下出者，则如西医所谓盆腔炎之类。痰下降既为顺证，治疗亦当"因其重而减之"，使其顺势而导下。

4. 痰浊伤肾，土实乘水

痰浊既为土家之实，土实则乘肾水。张仲景曰："脾能伤肾。"若痰湿下溜入于肾之腑，是为土实乘水，可为腰痛等症。兹举一例。王某，女，36岁。初诊时间：2003年2月15日。患者自去年8月发生耳背（耳不聪），并见月经量少，腰腿酸痛，兼见脘腹胀满，脉弦实略数、沉而近乎伏，舌苔滑腻。腰为肾之腑。此因8月土胜之时，受痰热之伤，痰热困于肾之腑而致。肾开窍于耳，故见耳背；肾主腰脚，故见腰腿酸痛；肾主生殖发育，故见月经不调；痰阻于胞宫而见月经量少。诸般症状总因痰阻肾家。处方：乌药8g，薤白10g，三棱8g，莪术8g，枳实15g，厚朴10g降在下之痰浊，即通其痹；北柴胡8g，麦芽10g，茵陈蒿15g以调畅肝木之气而除其痹阻之气机；鸡血藤30g，地龙3g以通其滞塞之经络。服药1周症减，2周痊愈。

似此土实乘水之病候，初发为肾家之实证，日久则肾渐渐受克，而成虚证矣。治疗初则降其痰浊，肾无邪伤，当渐渐恢复，或无须补肾也。因人体自有调节功能，肾虚之后，若邪气已去，金则生肾水矣。若虑肾虚而补之过早，则留寇之虞，在所难免。兹举一例。刘某，女，32 岁。初诊时间：2003 年 7 月 27 日。患者腰及双下肢疼痛，全头亦痛，带下而黄，脉弦浑而滞，尺稍弱，舌苔白。尺脉弱而腰腿痛，肾虚之征；苔白、脉弦浑、带下，痰浊之象。考虑为痰湿阻滞而兼肾虚。处方：生地黄 15g，白扁豆 15g，冬瓜皮 8g，金毛狗脊 10g，威灵仙 8g，独活 8g，苍术 8g，秦艽 8g，地龙 3g，茵陈蒿 15g，竹茹 13g。患者服后疼痛稍减，白带减少，但纳呆，自觉不适。余悟：祛痰不足，补肾太早。于是去生地黄、白扁豆，加苏子 10g，厚朴 10g，清半夏 10g。服后患者诉：白带又多，疼痛较前加重，但纳增，其他觉舒服。考虑白带之下，痰出之征。嘱其再服，则疼痛又减，白带等皆愈矣。

5. 肾虚痰浊，因机论治

痰湿下溜，土实伤肾，初则为肾实，久则成虚。若虚损明显，亦可扶正化痰兼顾。但补肾之品不宜滋腻。因滋腻之品易助痰湿。兹举一例。王某，男，35 岁。初诊时间：2003 年 8 月 2 日。患者见饭即饱，须臾则饥，兼见神疲、乏力、腰痛、阳弱早泄，舌苔白腻，脉弱而尺甚，略沉滞，左脉滑。此乃痰湿日久伤肾碍气，导致肾虚气亏。处方：生白术 8g，白扁豆 15g，怀山药 12g，清半夏 10g，桔梗 15g，苏子 10g，焦神曲 10g，麦芽 10g，党参 10g，竹茹 13g，生地黄 15g，茯苓 12g。服药 1 周，舌苔腻减，精神增，进食改善。2 周后脉变滑利，3 周痊愈。

6. 痰湿肾虚，气不得纳

痰湿下溜，土实伤肾，初则为肾实，久则成虚。若虚损明显，可见肾不纳气。兹举一例。梁某，女，32 岁。初诊时间：2004 年 8 月 1 日。患者主因气短来诊，其气短尤畏天气潮湿。潮湿则上不来气，觉欲气绝濒死，每日用强的松维持。偶有咳嗽吐痰，头发掉落甚多。脉滑甚而数，尺弱。分析：落发、尺弱、气短不纳，此为肾虚；脉滑、咳嗽吐痰，此为痰阻。盖痰与湿同类，均属于土实，故痰得湿助，其证愈甚。处方：黄芩 8g，瓜蒌 15g，浙贝母 10g（碎），苏子 10g，竹茹 13g，远志肉 8g，桔梗 15g，清半夏 10g 以化其痰；广藿香 8g，石菖蒲 10g，厚朴 10g 以降其湿浊；地龙 6g 以作通降之图。服药 1 周，咳嗽吐痰、气短之症减，停强的松。据证略作加减，继服 1 周，症状已不明显，落发亦减少，停药。

7. 痰湿伤肾，肾不作强

痰湿下溜，土实伤肾，初则为肾实，久则成虚。若虚损明显，可见肾不作强。《素问·灵兰秘典论》曰："肾者，作强之官，伎巧出焉。""作"者，起也，兴也，创作也，振作也；"强"者，强大也，刚强也，坚硬也。"伎"通于"技"。伎巧者，技巧也。以人而观之：人生六七周岁（即古之女子七岁、丈夫八岁）时，肾气已经充实，则往往自过其度，拿不动的东西却自以为能拿动，无能力办成的事情却自以为能办成，是为"作强"。另外，此时的小孩已经有了朦胧的性感觉。比如，男孩阴茎可以勃起。此亦为"作强"。凡有阴茎不能勃起、勃起不坚者，其直接病机乃在肾不作强；其人"能力本有余，却以为做不到"者，属于无信心、无勇气、少自信之例，亦为肾虚所导致，咎在不得作强。兹举一例。李某，男，53 岁。初诊时间：2004 年 5 月 15 日。患者素有胃病，时发脘痞，现又觉头晕，不愿干活，本为不太累的活也总以为干不了。兼见纳呆、健忘、舌苔腻、脉滑、弱而尺甚。脘痞、纳呆、苔腻、脉滑为中焦痰阻；健忘、尺弱、怵劳为肾虚，咎在中痰日久，土实乘水，肾家受伤，而不作强。治疗当先祛其伐肾之痰，尔后酌补。处方：旋覆花 10g，清半夏 10g，苏子 10g，竹茹 13g，陈皮 8g 以除其伤肾之痰浊；焦神曲 10g，麦芽 10g，鸡内金 7g，广藿香 8g，石菖蒲 10g 以助中焦之正化，而杜痰浊之源。服药 1 周，大便见多，每日 3 次，头晕甚，脉滑减。知其痰已减，加怀山药 15g，党参 10g，茯苓 12g 等以益肾。继服 1 周，症状大减，停药。

8. 痰浊实肾，痹阻腰脚

痰湿下溜，至于腰脚。脚者，小腿以下，非足之谓也。腰脚属肾，此为痰浊伤肾之证，证见腰腿疼痛者是也。今痰浊之为患既多，而腰腿之病则众。西医所谓腰椎间盘突出症多属此例。兹举一例。袁某，男，57 岁。初诊时间：2004 年 5 月 25 日。患者腰痛牵及左下肢 1 个多月，在省三院经 CT 检查确诊为腰椎间盘突出症，先后在省三院及省中医院行腰椎牵引及按摩、中药治疗，效果不著，症状加重。现因疼痛已不能站立，卧床亦疼痛难忍，连连转侧，准备住院进行手术治疗。余察其面黄赤，舌苔腻甚，脉洪实而滑，尺脉尤实。患者自觉下肢发凉，肛门周围不适，大便如有不尽之感。据此脉证乃痰浊积于下，肾为之实。余许为调治。处方：清半夏 10g，瓜蒌 18g，川贝母 8g（碎），苏子 10g，浙贝母 8g（碎），竹茹 13g，黄芩 10g 以化痰；川大黄 8g，莪术 8g，三棱 8g，枳实 15g，厚朴 10g 以通降痰浊；地龙 6g，石菖蒲 10g，威灵仙 8g 以通经。服药 1 剂，大便排下甚多，继而下肢觉温热之气渐渐下行。继服 3 剂，疼痛大减，已可下床，舌苔腻稍减。去大黄、三棱、莪术，加败酱草 8g，独活 8g。继服 1 周，行走已无大碍，疼痛大减。据证加减，继服 2 周，痊愈。

9. 痰浊下溜，痹阻经络

痰湿下溜阻滞经气，气血不畅而发痹证。可见下肢疼痛、肌肤不仁。兹举一例。刘某，男，13岁。初诊时间：2004年1月31日。患者形体丰腴，9个月前高热，日久乃退，退后出现右髋疼痛。X片检查发现右髋部骨质疏松，谷草转氨酶50.2，免疫G3.10，脉滑稍洪，舌苔厚腻。考虑风入内，蕴而化热，其人肥而多痰，热与痰合，渐渐下移，痹阻于髋，遂发此证。处方：秦艽8g，石菖蒲10g，黄芩8g，枳实15g，厚朴10g，威灵仙8g，楮实子10g，地龙3g，清半夏10g，苏子10g，鸡血藤30g，竹茹13g等。服药1周，疼痛略减。第2周咽中觉痰，3周后舌苔腻厚减轻，免疫G升至8.36，右髋疼痛轻微，据证略作加减，继服2周痊愈。

10. 土实侮木，寒疝引痛

痰湿下溜伤于肝，是为土实侮木。可见少腹睾丸相引而痛，是谓寒疝。兹举一例。李某，男，29岁。初诊时间：2003年11月29日。患者睾丸疼痛，连及少腹，大便频，每日3次，而不稀。舌苔白，略腻，脉弦紧。此为痰湿下溜而伤肝。处方：橘核8g，乌药8g，苍术8g，薤白10g，清半夏10g，广藿香8g，石菖蒲10g，苏子10g，厚朴10g，地龙3g，青皮10g，竹茹13g，威灵仙8g，川楝子10g。1周后大便频已减，2周后脉已不紧，大便如常，疼痛大减，继服1周停药。

11. 痰浊伤筋，关节不利

痰湿下溜则易留于关节，或发肿胀，或觉酸痛。关节乃筋所束，属木，此为痰湿之土来犯木也。若肝家不虚则筋必强，而见拘急；若肝家大虚，筋败而见弛缓不收。《内经》谓："湿热不攘，大筋缭短，小筋弛长，缭短为拘，弛长为痿。"筋弛为虚，治之则难。痰伤筋之病例见后面"痰证病例选"。

12. 痰浊下溜，阻于胞中

痰湿下阻于女子胞则月经为之异常，或痛经，或经闭（见后附病例），或不孕，或月经后期；痰湿下阻于男子之阴器，则或为阳痿，或为不育，以肝肾虚而气机不畅也。试观今日之女性，形体肥胖而不孕者常缘于此。兹举一例。马某，女，30岁。初诊时间：2003年8月22日。患者结婚5年余不孕，多方就医调治而不效。月经不准，时常后期，经前少腹疼痛，脉滑尺弱，舌苔腻。余观其人，形体丰腴，痰证也。痰阻于下，胞脉不得畅通，久而伤肾，因实致虚。治当先化痰浊，而开其痹阻。处方：旋覆花10g，清半夏10g，浙贝母8g（碎），黄芩8g，地龙3g，土鳖虫5g，竹茹13g，苍术8g，乌药8g，石菖蒲10g，桔梗10g，苏子10g，广藿香8g，枳实15g，厚朴10g。2周后减浙贝母、旋覆花，加赤芍药10g，牡丹皮10g。2周后再减化痰药，加补肾之品，继服2

周，停药。2004 年 3 月 31 日，来告，怀孕已经 3 个月。

13. 痰从上焦，直降下焦

痰之下降非独从中焦而降，亦可从上焦下降。兹举一例。王某，女，60 岁。初诊时间：2002 年 12 月 7 日。患者主因心中懊恼，善太息，不寐来诊。曾经西医院检查，诊断为冠状动脉硬化性心脏病，日常服用心血康等药。舌质暗，舌苔腻，脉沉而浑滞，尺弱。此为痰热在上之征。处方：清半夏 10g，枳实 15g，厚朴 10g，黄芩 8g，槟榔片 8g，瓜蒌 15g，浙贝母 8g（碎），苏子 10g，广藿香 8g，竹茹 13g，桔梗 15g。服药 2 周后，大便突然增多，日行 4 ~ 6 次，状如黑沫，并下长条白带约 20cm，上半身已经舒服，寐好转，心中已不懊恼。此痰热从上焦而下之典型病例也。此案亦可证实：白带属痰。

14. 痰痹任脉，口阴皆病

痰为阴邪，性易阻滞，气血因之而不通，多发痹证。亦有痹阻一经而见怪证者。兹举痰阻任脉证 1 例。王某，男，22 岁。初诊时间：2002 年 11 月 29 日。患者口腔溃疡终年不断，并有股癣，阴茎发红，而有痒痛。脉弦滑近滞，左寸洪，舌苔后部腻。考经脉循行，任脉起于小腹，出于会阴，循毛际，沿人体前正中线上行至咽喉，环口绕唇，循面入目。此乃痰阻任脉也。处方：地龙 3g，白鲜皮 10g，土茯苓 10g，苦参 10g，杭白芍 15g，薏苡仁 15g，荆芥 5g，苍耳子 5g，蝉衣 8g，独活 8g，苍术 8g，黄柏 8g，黄芩 8g。服药 1 周症减，5 周痊愈。

15. 明痰升降，而知顺逆

痰之为物湿之所化，其体属阴，升降两相比较以降为顺，故痰随热而升者，证较复杂，治疗较难；痰顺势下降者，证较单纯，治疗较易。故先升后降者，病转轻；先降后升者，病加重。兹举一例。陈某，女，54 岁。初诊时间：1997 年 12 月 20 日。患者先前主因胃脘痞满而就诊于西医，经服药痞满减，但觉口臭日渐加重，咽部不适，如物堵塞。诊其脉，关上沉实。此痰积之深矣。处方：川大黄 8g，黄芩 8g，黄连 8g，苏子 10g，广藿香 8g，枳实 15g，厚朴 10g，焦神曲 10g，茵陈蒿 15g，苏叶 8g 等。2 周后，口臭已经不觉，咽部舒，但中脘又觉痞满。前方去黄连、茵陈蒿，加沙参 10g，竹茹 13g。服后中脘痞满减，但觉阴部瘙痒、尿频、腰酸。据证略作加减：黄柏 8g，苦参 10g，苍术 8g，独活 8g，土茯苓 10g，白鲜皮 10g，乌药 8g，厚朴 10g，薏苡仁 15g，白芷 6g 等。治疗 2 周而愈。

五、痰浊移易，其他转归

1. 痰阻于膈，发为呃逆

痰生中土，阻滞于中焦与上焦之间当膈之处，或有短时不得上亦不得下，阻滞气机而发呃逆。盖中焦为气机升降之道路，五脏之通衢。痰阻于此，道路拥塞而发呃逆。兹举一例。李某，男，62 岁。初诊时间：2004 年 8 月 1 日。患者主因呃逆 5 天来诊。其呃除睡时外，少有止歇。兼见脘痛、烧心、舌苔腻，脉急，左沉而浑滞，右尚有滑象。处方：枳实 15g，厚朴 10g，清半夏 10g，桔梗 15g，苏子 10g，炒杏仁 8g，远志肉 8g，石菖蒲 10g，焦神曲 10g，麦芽 10g，地龙 6g，竹茹 13g，广藿香 8g，苏叶 7g。服药 2 剂而呃逆止，仍有脘痛、烧心。方中去麦芽，加旋覆花 8g，黄芩 10g。2 剂后大呕，呕后诸症大减。据证略作加减，继服 1 周痊愈。

2. 从土之金，痰作疹出

痰瘀阻于中，亦有外越从皮而出者。脾胃属土，皮肤属肺金，此为从土之金，顺也。治疗当因其轻而扬之。不可闭之，闭之为闭门留寇，贻害无穷。兹举两例。范某，男，50 岁。初诊时间：1998 年 12 月 20 日。患者主因频频感冒（10 天左右 1 次）来诊。伴见：颈及骶冷凉，午后头痛，脉弦滑，不任寻按。此因痰留于中伤其阳气，阻遏气机所致。阳气受损，卫外不固，风寒之邪频频犯之；阳气既伤且阻不达于上，故见头痛。脉弦者，风寒；滑者，痰湿；虚者，气亏。处方：党参 10g，桂枝 6g，生甘草 8g，茯苓 12g，苏子 10g，清半夏 10g，陈皮 8g，蝉衣 8g，桔梗 10g。2 周后诉：原每逢夏天起荨麻疹，现虽冬日，疹竟复出。余告曰：顺证，继服无疑。前方加苍术 8g，茵陈蒿 15g，猪苓 10g。继服 2 周，皮疹消失，感冒不再。

王某，女，16 岁。主因全身起皮疹来诊。脉细滑数，此为湿热阻遏，欲从外出。处方：黄芩 8g，瓜蒌 15g，茵陈蒿 15g，透骨草 8g，冬瓜皮 6g，土茯苓 10g，蝉衣 8g，连翘 8g，秦艽 8g 等。5 剂后皮疹明显增多，患家疑虑。余告之曰：顺证，继服无疑。继服 5 剂，皮疹不再出。

3. 上焦痰浊，泄泻下出

痰阻于内其外出之道不一，其上下之行踪不定，各随其人而有不同转归。或有病在上而从下出者，此又不可不知。余 2002 年 10 月 19 日曾治一患者彭某，女，69 岁。患者主症：喉中有哨鸣之音，少痰，伴有脘胀、咽干、腰腿乏力、脉滑弦，尺弱。此为痰阻肺家，肾亏。处方：麻黄 5g，炒杏仁 8g，桔梗 12g，苏子 10g，黄芩 8g，焦神曲 10g，瓜蒌 15g，清半夏 10g，广藿香 8g，竹茹 13g，怀山药 15g，麦芽 10g。3 剂后突发泄泻，连续 2 天，每日数次。患者恐惧，询问于余。余告曰：泄泻乃痰浊之降也，毋恐。患者继服，泄泻势减，7 剂尽后，喉鸣竟消，诸证亦减。此方本非下法，服之而下者邪因正气所推，随势而出。

4. 既上且下，痰伤心肾

痰生于中，或既上又下，心肾皆伤。《内经》曰"食气入胃，浊气归心，淫精于脉"，是痰证上而实心也，是为"子令母实"。张仲景曰"脾能伤肾"，是痰证下而虚肾也，是为"土实乘水"。临床上看，痰证既可实心，又可虚肾。况肾水亏虚者，心火更易实；心火实者，肾水更宜涸乎？是为痰伤上下，两端受病。兹举一例。王某，女，54 岁。初诊时间：2004 年 10 月 31 日。患者前心觉麻，身体阵阵汗出，日发数次。兼见：后头及双小腿憋胀，肩冷而沉。舌苔白略腻，脉滑沉，尺弱。夫脉滑、苔腻痰证之征也；痰上痹胸，故见"前心觉麻，则身体阵汗出"；痰遏胸阳，故肩冷而沉；尺弱者，肾虚，故见双脚憋胀。如此，痰之实心虚肾已明。然其治疗又当深思：若补其肾，则滋腻助痰而碍心；若燥其痰，则伤肾水而助心火；单降心火又有凝痰之虞，故治疗当用化土以生金，进而金旺以生水之法。此方为王道之策。处方：瓜蒌 15g，薤白 10g，枳实 15g，厚朴 10g，桔梗 10g，石菖蒲 10g，苏子 10g，地龙 6g，清半夏 10g，竹茹 13g，云苓 10g，远志肉 8g。方中桔梗、石菖蒲、苏子、厚朴等化痰以生金，转而壮水也。桔梗色白而金之色，性凉而金之气，故入肺而益金。石菖蒲气味芳香，芳香者可以化浊；生于水石之地，禀金水之气，色白而合于金，故可益肺。苏子、厚朴色紫带白，皆含金之色，而善降气，乃金之性，诸药皆助金之品。服药 1 周，诸症减。2 周后小腿已不憋胀，心口仍稍堵，继服 3 周后诸症皆消。

似此类证以老年为多见，然亦有青年患此者。兹举一例。刘某，男，19 岁。初诊时间：2004 年 5 月 8 日。患者面色黑，胸痛牵及肩背疼痛，时发喘，动则甚。脉濡滑，尺弱，舌苔腻。考虑痰伤心肾。伤于心而胸痛及肩背，伤于肾而喘作。处方：厚朴 10g，远志肉 8g，瓜蒌 15g，薤白 10g，石菖蒲 10g，清半夏 10g，桔梗 10g，苏子 10g，鸡血藤 30g，大腹皮 8g，竹茹 13g。服药 1 周，肩背痛减。服药 2 周，胸痛及喘皆减。3 周后痊愈。

5. 出于脾胃，运及四旁

痰既出于脾胃，而脾胃为人之中州，有运及四旁之能，故痰之为害，则可伤肾，可侮肝，可实心，可实肺，而五脏皆伤。兹分述于下：

（1）痰浊实肾，化唾而出：痰湿下溜，可以实肾。兹举一例。齐某，女，43 岁。初诊时间：2002 年 12 月 5 日。患者主诉：口中多唾，吐之不断而难禁，每羞于出门做客。该病从麦收以后发作，至今未愈。伴有纳呆、脘闷、腰酸痛活动后减，脉滑数略细，尺脉不弱。此为痰湿挟长夏之王气，下溜乘肾，激起肾之反抗，欲抵回其下犯之邪，故唾而不已。《内经》曰："肾为唾。"此即是也。处方：清半夏 10g，广藿香 8g，枳实 15g，厚朴 10g，焦神曲 10g，麦芽 10g，苏子 10g，茯苓 12g，桔梗 10g，竹茹 13g，石菖蒲 10g，远志肉 8g，瓜蒌 15g。2 周后唾大减，3 周痊愈。

（2）痰湿侮肝，伤筋病节：《内经》曰："气有余则制己所胜而侮所不胜。"痰湿属土，其气既有余，可以侮肝。肝主筋，筋连属于关节，故痰侮肝亦可见关节之病变。兹举一例。唐某，女，18 岁。初诊时间：2002 年 9 月 7日。主症：双侧膝、肘关节疼痛，阴天则甚，苔白，脉滑甚而细数。兼症：白带多，小腹痛，巅顶或痛，或发口疮。此脉滑、苔白、白带乃痰之象也。肝主阴部、膝部、关节部，痰伤肝，故令如是。处方：枳实 15g，厚朴 10g，鸡血藤 30g，独活 8g，威灵仙 8g，乌药 8g，苍术 8g，香附 10g，瓜蒌 15g，茵陈蒿15g，地龙 3g，桔梗 12g，土贝母 10g，黄芩 8g。6 剂后口疮又发，仍头痛，乃去独活、苍术、香附，加知母肉 8g，桑寄生 10g，杭白芍 15g，竹茹 13g。服后泄泻、口疮遂愈，关节痛减，随证加减，又治疗 3 周痊愈。

（3）痰热引风，缠绵淹滞：痰与热合最易引风。盖痰与湿热皆为土家之实，但造化之机既不可以无生，更不可以无制。制痰者木也，故痰招木制，热则引风也。是故痰积于里则内风有发作之忧，膏粱厚味之世，民多患中风偏枯之疾；痰郁于表，则外风频仍。痰之性，又黏着淹滞，故痰热郁表之人，恒多发热且易缠绵不愈。兹举一例。耿某，男，21 岁。初诊时间：2002 年 10 月 5日。主因感冒不断，伴有咳嗽、气短而来诊。此前已经他医治疗，共服药 70余剂，均按肺、肾、气虚治疗，未见效果。余诊其脉，弦而滑，问之，大便秘结，三日一行。分析：咳嗽、脉弦滑为痰之象；气短者，痰热阻肺，金不生水；感冒者，痰热在肺，皮表失固而招风；便秘者，痰热扰而金不肃降。此为痰热引风。处方：瓜蒌 15g，黄芩 8g，枳实 15g，厚朴 10g，川大黄 8g，清半夏 10g，广藿香 8g，旋覆花 10g，败酱草 10g，土贝母 10g，竹茹 13g，苏子10g，意在下其痰热。服后大便秘结稍减，但脉滑更甚，吐痰增多，感冒有所减少，但本月仍感冒两次。此为有效。据证略作加减，继服则两周内感冒一次。随证调方，继服两周，未再感冒，大便亦每日 1～2 次，于是停药。

（4）痰热四达，同伤诸脏：痰在中焦，中焦为人体上下左右之通衢，故痰由此出，可达四脏。然痰伤四脏，非必专一，或有同时伤及诸脏者。兹举一例。陈某，女，50 岁。初诊时间：2002 年 6 月 30 日。患者主症：脘痞，食则难受。兼见乏力，头蒙，腰痛，胆小，惧怕大声，白带多，脉洪滑实，尺弱。

脘痞食甚，痰中阻也；乏力者，脾伤也；头晕、脉洪者，痰实心也；胆小、惧声者，肝胆伤也；腰痛、尺弱者，肾伤也。是痰之为患，所伤者，多脏也。但治其痰，随时加减，调其他脏。处方：黄芩 8g，枳实 15g，厚朴 10g，清半夏 10g，桔梗 10g，苏子 10g，茯苓 12g，茵陈蒿 15g，竹茹 13g，杭白芍 15g。随证加减，前后共治疗近 4 个月，症状大部分消失而停药。

近代之中医基础论痰将其分为有形、无形两类，而无形之痰甚多。然自余临床所见而思之，无形之痰虽多，然有形之痰亦不少。譬如，肺中咳唾而出者，黏浊之物状如浆糊，色黄或白。不惟此肺家之痰，凡与此痰相类似者，纵属微观所见，亦皆属痰。譬如，血管之中粥样之血脂即是。至于肉眼可见者，如妇女带下之物，胃中所呕之涎沫，大便所排之黏冻状物，小便所出之白浊之物，关节所潴留之浊液，鼻中所流之浊涕，目中所出之多眵，头发、面部所见之污浊，身体所见之腻湿，皆属于痰。由是观之，痰证之表象，亦昭然矣。

痰 之 脉 证

一、痰脉本滑，波涛滚滚

痰脉本滑。《濒湖脉学》曰："滑脉原因脏气衰，痰生百病湿生灾。上为吐逆下蓄血，女脉调时定有胎。"临床所见痰证之初，诚多见此脉。脉中本有正常之气血运行其中，今复有痰浊加入，脉中内容则多。此理乃如秋水猛降，百川灌河，裹挟泥沙，波涛汹涌，水势滚滚如潮，故见滑象。《经》曰："食气入胃，浊气归心，淫精于脉。"此"浊气"既指水谷精微，也指痰浊。一因两物皆浊，二因水谷之精与痰浊之邪本无绝对界限，其精微过多则为痰浊之邪矣。盖水谷入胃，营养之物上达于心脉，运布于全身，痰浊亦可通过此路径而为害全身。当脉中痰浊壅聚，裹挟气血一并而行，正如暴雨所致之洪流裹挟泥沙之灌河，滔滔之势、浑浊之液滚滚而来，脉自滑矣。

二、滑变滞脉，物极必反

痰脉固滑，此言其初也。余临床观之，痰证初得脉大率皆滑。但天之道，有常有变，故痰证之脉，又不必皆滑。盖世上万物之动，物极必反。《老子》所谓："反者，道之动也。"痰证之脉亦然。滑脉可变涩滞之脉，此又不可不知。涩脉之主病，人们习惯认为主血瘀。然涩脉与滞脉两者又确有程度之不同。为示区别，吾名之曰：滞脉。因痰浊入于脉中原本有壅瘀之势。但初发之时，脉道中血尚充，气推动之力亦足，故如水盛之江河，复有泥沙裹挟，呈滔滔滚滚之势，命之为滑。久则脉中之气血终被其阻，因之而运行不畅，此理乃如江河之流水，原本泥沙俱下，波涛滚滚而滑，日久泥沙淤积，阻于河道，水流艰难，遂见滞脉。若滞之久，血行越发艰难，流行艰涩则为涩脉矣。此则血瘀，治当活血。

故曰：滑之于滞，两脉一证，而分两极，同主痰浊，脉形大异，其因则同，其象则异。滑脉多见于痰证之初期，为病之轻者、常者；滞脉见于痰证之后期，为病之重者、变者。对此物极必反之理，余曾有一个认识的过程。当初余曾从事骨伤科，多见外伤之证。外伤之后理应有瘀血，其脉本应见涩。然余实际诊其脉，反而多见滑脉，此甚令人困惑，余长期未解。后治疗内科疾病又多见涩滞之脉，导致中风之病例。其欲中风而未中风之时，脉固为滞涩矣，然及至中风已然发作，脉则多由滞涩变为滑脉；延至中风后期，脉又复见涩滞。于是余恍然大悟：盖脉行涩滞，至极则阻塞，阻于脑中，而发中风；中风以后，正气来复，与邪相争，正邪交争其势恰如战争初发，交战双方调兵运物，交通为之而繁忙，车辆为之而川流不息。中风初发其脉类此，故见气血滚滚而来，脉道为之变滑。然久病以后，正气因耗伤而亏乏，经脉中气血不足，故不复滑，复又滞涩矣。此又如久战之后，交战双方兵力损折，物资消耗，难以应付，故交通线上反不繁忙。涩脉常兼见不足之象，良由此也。而后再次留意于痰证患者乃发现：痰证之初其脉滑；痰证日久其脉滞。由此更知：痰证经治疗脉由滞变滑者，证由阴转阳，病好转；痰证在治疗或演变过程中，脉由滑变滞者，证由阳转阴，其病进。此理既悟，即知脑血栓之形成多因经脉中痰湿太甚，日久而气血运行艰涩所致，不能笼统地责之于高血压。盖高血压须看其为低压高，还是高压高。高压高而低压不高，脉压差不小，多半不发血栓；而高压不高，低压却明显增高，脉压差明显变小者，则易发血栓。此有如江河之水，落差大则流行畅，落差小则流行缓而势弱，故易阻塞。中医对于脑血栓之发作主要看其低压升高之程度，又要看其脉压之差。低压高者较易成血栓，然又必属脉压差小者更易发。但最重要的是根据其脉象而论。但见其脉无力，且见涩滞，常为心痛（如心肌梗死）或中风（如脑血栓）先兆；而脉行滑利，纵血脂增高，亦无心痛（如心肌梗死）或中风（如脑血栓）之虞。余以此试之临床，发现此较之西医的血脂检查而预报上述之疾病者灵敏多矣，准确亦多矣。

三、痰见浑脉，浊使之然

痰本浊物壅阻于脉中，气血为之不清，血行因之失度故又可见浑脉。考浑脉之名，《脉经》虽不见记载，但《内经》实有其名。《素问·脉要精微论》曰："夫脉者，血之府也。长则气治；短则气病；数则烦心；大则病进；上盛则气高；下盛则气胀；代则气衰；细则气少；涩则心痛；浑浑革至如涌泉，病进而色弊；绵绵其去如弦绝，死。"是浑脉之名，古已有之，只因叔和编纂《脉经》未予载录，此脉之名遂绝于后。余之重提浑脉之名，复《内经》之旨也。至于浑脉之机理，譬如秋水大降，百川灌河，泥沙俱下，河水为之浑矣。夫清水流于江河之中，其流也顺畅，其声也清脆，其行也中律，其势也条畅；

夫浊水流于江河之中，其流也壅郁，其声也闷浊，其行也杂沓，其势也闭阻。在人之脉，理亦如之。若痰湿壅盛，与脉道中之营血津气混杂而行，必呈浑浑而来之势矣。若论浑脉之体象，则脉之至数之间，欠其清晰，稍有连绵黏滞之意，混混汩汩，不清不脆，是为浑脉。

明了浑滞脉乃滑脉加重而成，则据脉而知病之逆顺。若浑滞转滑是为顺，为病减；反之，则病加重。兹举一例。卢某，男，57 岁。初诊时间：2003 年 2 月 1 日。患者脑血栓后 6 年，半身不遂，近日加重。面肿如斗，眼胞肿胀而致目难睁，影响视物，脉浑滞而弱。考虑此病初为痰湿，痰湿日久不去，入于脉道之中，阻滞血行，进而形成瘀血，瘀血阻于大经之中，气机不通，而致半身不遂。治当化痰，祛瘀，通经。处方：瓜蒌 15g，清半夏 10g，竹茹 13g，苏子 10g 以化其痰；枳实 15g，厚朴 10g 以降其浊；赤芍药 10g，川芎 10g，郁金 15g，鸡血藤 30g，牡丹皮 10g 以除其瘀；石菖蒲 10g，地龙 3g，土鳖虫 5g 合川芎、鸡血藤等以通其经。治疗 2 周后脉转为滑，症状随之亦减。就余临床所见，脉之滞涩或浑者，经治疗后，凡转为滑者皆病减。

四、痰见豆脉，壅遏所致

痰湿为阴易伤阳气，阻遏气机。若痰湿困中，气血为之而阻遏，可见豆（或谓之动）脉。其形滑在关上，无头无尾。诊其寸口，两头均明显不足，惟中部之关独盛。此缘痰浊生于中，气血于此而阻遏，不得顺畅上行及下达，故上下皆不及，而脉独盛于中。兹举一例：田某，女，28 岁。初诊时间：1999 年 3 月 7 日。患者脉豆，兼见胃胀而痛，不能吃肥甘之物，吃则病甚，咽塞，头顶及两侧疼痛，寐差，头不清，下半身无力，月经不调，下肢极易麻木。分析：胃胀而痛者，此痰湿中阻，气机抑遏，不得通畅，不通则痛也；不能吃肥甘之物，吃则病甚者，此痰湿中阻，肥甘入胃，更助痰也；咽塞、头顶及两侧疼痛、寐差、头不清者，气不得畅行于上之故也；下半身无力，月经不调，下肢极易麻木。此痰湿中阻，气血不得畅达于下之故也。吾意将痰湿下逐。处方：黄芩 8g，旋覆花 10g，枳实 15g，厚朴 10g，瓜蒌 15g，桔梗 10g，浙贝母 8g（碎），苏子 10g，清半夏 10g，焦神曲 10g，竹茹 13g。服第 4 剂后患者呕吐，疑惑而不敢服，来询于余。余诊其脉，豆脉已变，寸、关、尺三部皆已清楚。他证亦大减。告之：顺也，继服无疑。再开 4 剂，方中加炒山楂 10g，炒麦芽 10g 以和胃。服后不呕，诸症痊愈。此缘痰浊自上而出，未按照余当初之设想也。然余所以断定其为向愈者，以其豆脉得伸也。

五、知其常脉，四时变迁

痰脉虽滑亦当随四时而变化，如春当微弦，夏当微洪。若不与四时相应，病则难治。兹举一例。刘某，初诊时间：2003 年 2 月 15 日。患者主因脘腹痞满，或卒发昏迷来诊。兼见目昏，大便秘结难下，三日不行，气短，思维迟钝，脑子转弯慢。每问之，思索良久乃答，答或不直截了当。诊其脉，滑如流水，了无弦意，尺弱。时当孟春，见此脉当属肝木不升。夫肝主疏泄，痰性黏滞，痰胜则疏泄为之而不畅，故大便秘结而难下；肝主谋虑，胆主决断，肝胆既受痰困，则谋虑为之不及，决断为之不速，故问之思索良久乃答，答或不直截了当。治疗当繁木以制痰。处方：杭白芍 15g，茵陈蒿 15g，当归 12g，鸡血藤 30g，北柴胡 8g，麦芽 10g，黄芩 8g，白茅根 10g，竹茹 13g 以益肝胆而繁木；苏子 10g，厚朴 10g，瓜蒌 15g，桔梗 10g，合竹茹、黄芩以化痰；地龙 3g 以通经。夫鸡血藤所以益木者，以其形似青筋，内藏血也。人身可见之静脉，其色青，其中藏血。民俗称青筋，肝之所主，其性宜疏泄，喜条达，恶抑郁，苦急，木之性也。服药 1 周后，脘痞满减，大便稍畅，他证如初，脉无变化。余知此为痰盛肝败，难以奏效，告之术穷，可觅他医治疗。此为肝木之败，脉不合于四时者也。亦有脉反四时者。仅举一例。温某，男，54 岁。患者旧有股骨头坏死之病，曾不能行走，经余治疗，已行走自如。于 2003 年 12 月 12 日再来就诊，主诉：咳嗽，胸痛，夜间出汗，舌苔黄腻，脉滑略芤而洪。时当冬季，脉见火象，逆。余告之曰：脉不顺，可先拍胸片。患者到医院拍片，病情迅速加重，经医院检查，发现左肺结核，并发气胸，经输血等抢救而得免一死。

以上所论，乃痰证之基本脉象。至于痰证既成，影响他脏，引发五行生克乘侮之变化，则脉象为之千变万化，难以胜数矣。兹仅列举几种以示例：①涩脉。滞脉进一步加重，即为涩脉。此缘痰之阻滞，气血运行受阻，初则极力迫行，尚不见涩，久则力穷而不济，气血阻遏，而成瘀血矣。病至于此，或发脑血栓，或发心肌梗死，或发脱疽，变化多端，然其因痰致瘀，其理一也。②沉细脉。因痰阻经脉之中，日久伤其气血，故见脉来沉细。③沉实脉、伏脉。因痰阻日深，沉痼于里，凝结而然。④间歇脉。其脉或促，或结，或代，总因气血不畅、脏气受伤，致血行而失其常度也。⑤肾虚脉。其脉见尺部微弱，不任重按。盖因痰为土实，土实则克水，水亏故见肾虚之脉。

明了痰浊本脉，当谨候脉象变迁，结合四时，察病之进退。如痰证而见滑脉，业经治疗，左关微出弦意，时当春天，此乃顺证，以木来疏土也。若此者，慎勿平肝，戒其生王之气也。《经》曰"谨守病机"，其此之谓乎？

六、痰之症状补述

痰证的症状已在病因病机节中论述，现尚补充如下：

1. 口黏

口中黏腻乃痰浊之象。盖因痰之本体黏腻与滑利相反之故。兹举一例。冀某，男，37 岁。初诊时间：2003 年 2 月 24 日。患者主诉：口黏，大便亦黏而不畅。兼见胸脘满闷、心悸、脉缓滑偶结，舌苔白腻。黏腻者，痰之象也，治当化痰、宽胸、降浊、通经。处方：瓜蒌 15g，薤白 10g，清半夏 10g，浙贝母 8g（碎），桔梗 10g，苏子 10g，黄芩 8g 以化痰宽胸；枳实 15g，厚朴 10g，郁金 15g，竹茹 13g，合半夏、苏子以降浊；地龙 3g 以通经。服药 2 周后口黏消失，随证略作加减，继服 1 周，诸症消失。口黏者，胃中上泛之痰也。痰湿本为阴浊之物，其性黏腻，其壅滞于中，上达于口，而黏作矣。若素有肝胆亢逆之疾者，更易发此病。兹举一例。陈某，男，58 岁。初诊时间：2004 年 2 月 1 日。患者素有胆囊炎多年，脘腹时觉痞胀，口中黏腻，咽塞，脉滑急而弦。处方：枳实 15g，厚朴 10g，黄芩 8g，旋覆花 10g，清半夏 10g，桔梗 12g，苏子 10g，陈皮 8g，广藿香 8g，石菖蒲 10g，竹茹 13g 等。服药 1 周后脘痞大减，他症亦减。3 周后诸症皆消。

2. 牙黏

盖因痰热上达，蕴结于齿使然，亦因痰之本体黏腻，与滑利相反善于留着之故。兹举一例。李某，男，20 岁。初诊时间：2004 年 8 月 28 日。患者终日觉牙黏如有物粘。兼见脘痞或痛，吸气尤甚，脉滑数，稍弦。处方：清半夏 10g，苏子 10g，竹茹 13g 以化痰；石菖蒲 10g，广藿香 8g 以祛浊；焦神曲 10g，麦芽 10g，陈皮 8g 以和中；枳实 15g，厚朴 10g，云苓 10g，半夏、苏子、竹茹以降浊。服药 1 周，腹已不痛，继服 1 周，牙黏亦不明显。

3. 落发

盖因痰阻于中，侮木乘水，肝肾受损，阴血亏乏，发失其荣。兹举一例。高某，女，46 岁。初诊时间：2002 年 10 月 11 日。患者因落发多而见发稀疏。兼见口干，腰酸而屈曲不便，大便干稀不调，腹中隐隐作痛，脉弦滑，舌苔后部腻。口干者痰阻于中，津不正化，且不上承；腰酸而屈曲不便、大便干稀不调者，痰盛于内，肝肾两伤；腹中隐隐作痛者，痰阻于内，气机不畅。处方：黄芩 8g，竹茹 13g，苏子 10g，瓜蒌 15g，桔梗 12g，浙贝母 8g（碎）以化痰；枳实 15g，厚朴 10g，石菖蒲 10g，合苏子以降浊；土鳖虫 5g，地龙 3g 以通经；

茯苓 12g 合石菖蒲、桔梗、浙贝母以益金生水。桔梗味辛、色白，采于秋季者佳，是秉秋金之气而入肺也。肺气通于天而主喉，故桔梗善医咽喉部诸疾病。肺之位在胸，金可平肝木之亢，故《神农本草经》谓其"主胸胁痛如刀刺"。肺与大肠相表里，故桔梗又主"腹满，肠鸣幽幽"。浙贝母之产地以潮湿之所为宜，生长在阴凉环境。其得阴气而可制热，处湿地而不惧，故可胜湿而化痰。贝母色白为金之色，味辛为金之味，其性凉为金之气（《神农本草经》曰平，亦金之气），且其质地如金，所以为金家之药，故有贝母利肺之说。《神农本草经》谓其主伤寒烦热者，风热之邪外来伤肺也，此药益肺，故主之也；谓其主淋沥邪气者，淋沥见于女性者，或为带下，痰热下注也；见于经漏者，痰热下而动血也，总乃痰浊为患；谓其主疝瘕、喉痹、金疮、风痉者，皆因其金之性也。盖金降则疝瘕自下而除，金肃则喉痹自通，金杀而风痉受制。可见，贝母乃金家之品。痰浊既为湿热所化，为土家之实，若以土生金，则土自然消耗，则痰浊遂减。贝母之化痰乃据五行消长、顺水推舟之法也。桔梗、浙贝母诸药，生金以助水，补肾而可化痰。服此方 1 周后，大便好转，腹中已适。3 周后落发减少，可见发茬生出，他症皆消，停药。

4. 痤疮

此为痰热相合上达于头面，局部肉腐而致。严重者则不局限于头面，胸背亦可遍布痤疮。痤疮之治疗当以祛痰清热为主。兹举一例。代某，女，22 岁。初诊时间：2002 年 11 月 8 日。患者颈及面部遍布痤疮。兼见月经后期，或二三月一行，脉滑弦，稍细数。夫脉滑弦者，痰；细数者，阴虚有热。处方：黄芩 8g，瓜蒌 15g，浙贝母 8g（碎），旋覆花 10g，桔梗 10g 以化痰；升麻 5g，薏苡仁 15g 以除其毒腐；知母肉 8g，生地黄 15g，玄参 12g，杭白芍 15g 以养其阴而除其热；地龙 3g 以通其上下。服药 2 周，痤愈。

5. 局部发凉

痰阻于中，阳气受遏阻而不得通达外散，故觉外寒。兹举一例。齐某，女，58 岁。初诊时间：2002 年 8 月 9 日。患者主因肚脐周围发凉来诊。兼见头部不适，呃逆，腰腿酸痛，脉滑近滞，尺弱。此为痰阻于腑，兼见肾虚。处方：黄芩 8g，苏子 10g，清半夏 10g，竹茹 13g，瓜蒌 15g，桔梗 10g 以化痰；枳实 15g，厚朴 10g，旋覆花 10g 以降浊；鸡血藤 30g，地龙 3g 以通其结痹；焦神曲 10g，炒麦芽 10g，广藿香 8g 以和其中土。服药 1 周，症状大减，2 周痤愈。痰为阴物，性本阴凉，然痰得阳热木火之气则或上行，或成热证。斯证热则热矣，然毕竟常留阴证之痕迹。兹举一例。赵某，女，63 岁。初诊时间：2004 年 1 月 31 日。患者主诉：胸两侧冷，心悸，兼见吐痰黏稠，鼻涕黄而多，心前区时觉刺痛，两颧红，脉滑数实。此痰随热上，干于心则悸，阻于心脉则心痛，出于肺则吐痰，从窍而出则鼻涕黄矣。脉滑数、颧红，热象矣。然两侧胸发凉者，正以痰证本阴也。处方：瓜蒌15g，茯苓12g，竹茹13g，浙贝母8g（碎），清半夏10g，桔梗10g，黄芩8g，苏子10g以化痰；地龙3g，远志肉8g，合桔梗、竹茹借其窍而顺势出其痰。盖竹茹者，竹之中皮。竹之性刚而直，将军之比；不偏不倚是为中正；遭遇金秋而不改其青，善处湿热之地而固其土者——竹茹秉木气之盛由是可知。木有肝胆之分，肝主升而胆主降，肝为脏而其中则实，胆为腑而其中则虚。竹茹乃竹之皮，竹本中空，故属于腑。竹茹既属于胆腑，乃木中之降药，故主呕吐。湿热者，土之气，此药既秉胆木之气，自能疏土；痰乃土家之实，此药疏土而降，故善化痰。有病湿热、痰浊者，其人头昏，当用斯药；其人胆小，无端害怕，当用斯药；其人心乱，遇事则不知所措，当用斯药。竹茹中空，直上直下，善通。余临证时遇痰浊阻滞之证每加竹茹，不惟化痰，且以通闭也。服药1周后主诉：矢气增多，心前区疼痛减少。据证略作加减，第2周后患者未再来。至2月14日，其邻居来诊告曰：赵氏已愈，自己正是受其推荐乃来诊。

6. 大便不爽

大便初头硬而后溏，或大便虽不干结却排下不畅，或便黏，所谓溏而不爽。所以然者，因金气未肃，痰湿之邪阻滞气机，腑气难以下降，故大便虽不干结而排下不畅，甚至临厕努挣终成痔疾。便黏者，痰之形也。盖肺与大肠相表里，皆属金。中焦脾胃属土，土生金，母病及子，中焦之痰上输则至肺，咳唾而出者是；下降则至大肠，轻则大便黏滞，重则溏泻矣。

7. 小便不爽

小便细涩难排，或排解无力，如有物阻。此亦因痰湿之邪阻滞气机，腑气难以下降，肝木难以尽其疏泄之责。小便既不能顺利疏泄而出，尿自不爽矣。

8. 其他怪证

痰在于中，怪证甚多，故有"怪病责痰"之说。兹录部分临床曾见者于下：

（1）口甘。痰为土实。土味本甘也。其甚者，虽喝水亦觉甜甚。对此证候《素问·奇病论》有一段精辟论述。"帝曰：有病口甘者，病名为何？何以得之？岐伯曰：此五气之溢也，名曰脾瘅。夫五味入口，藏于胃，脾为之行其精气。津液在脾，故令人口甘也。此肥美之所发也。此人必数食甘美而多肥也。肥者，令人内热；甘者，令人中满。故其气上溢，转为消渴。治之以兰，除陈气也。"此所谓"五气"者，土气也，土之数五。溢者，满所致也，满盛则溢。五气之溢乃土家之实也。土实则壅，故导致"中满"；土壅则气机阻滞而蕴热，故导致"脾瘅"。其病因为膏粱厚味。"数食甘美而多肥"。其治疗，

取兰。兰者，青也。草以兰名，木胜可知。土家既实，制以木药，此取兰草之
义也。联系张仲景治黄疸之茵陈蒿汤，其理一也。然治疗土实当其中满之时，
则又当降浊化痰。惟其中阻不著之时乃可以茵陈蒿、佩兰之属治之。又，凡治
此证后，症状若甘变为辛，则为顺，近愈。余曾治疗一患者，王某，女，34
岁。初诊时间：2004年5月15日。患者主因口中甜腻来诊，所食皆甜甚，虽
喝水亦觉甜。兼见脘腹胀痛，两下肢酸，心悸，气短，脉滑数、稍洪、尺弱。
此为痰浊阻于中焦，兼有肾虚。处方：黄芩8g，瓜蒌15g，清半夏10g，桔梗
12g，苏子10g，石菖蒲10g，茯苓12g，竹茹13g，焦神曲10g，怀山药12g
等。服药1周后，口中之甘变辛，诸症皆减。据证略作加减，继服2周痊愈。
盖此甘变辛者，土变金也，土生金则土之实得以消，是为顺证。余于是知痰证
可用生金消土之法治之。

（2）手触凉则如厕。痰在中焦，脾胃所主，脾合四肢。手触凉而传于脾
胃，脾胃中之痰因凉而下，遂发泄泻矣。

（3）身体某一处如物压，或身体某一处不适。此类病证论者多以为瘀血。
此虽有理，尚非完善。盖瘀血何以成？以痰在于经，随处阻滞所致也。此因痰
入经络，随气血运行，所到之处气血为之壅遏，是可谓瘀血。瘀血既成故有此
感。余治此证，恒以化痰为主，兼以活血化瘀。兹举一例。刘某，女，43岁。
初诊时间：2004年3月20日。患者觉身上某一块如物压，游走而不定，兼见
下肢不适，白带时多，脉滑急而尺弱。处方：清半夏10g，桔梗10g，竹茹
13g，苏子10g，黄芩8g以化痰；广藿香8g，石菖蒲10g以化浊；麦芽10g，
焦神曲10g以调中；土鳖虫5g，鸡血藤30g以活血化瘀；地龙3g以通经。服
药1周，肩压减，右髋觉压。服药2周后压已不明显，下肢仍觉不适，继而月
经来潮，经血色黑带块，淋漓至7天，经后病愈。

痰证之诊断

痰证的诊断在"痰证的病因病机"一节中多已述及，今再略言之。

一、因性诊断

大凡痰人所易知者，肺中所生，咳唾而出，或白或黑或黄，稀稠不等，此为痰。除此之外，凡与此相类者皆为痰。概括痰证之特性大约有四：其一，痰性污浊；其二，痰性结聚；其三，痰性黏着；其四，痰性阻滞。据此特性，结合其他表现，综合分析，诊断则不难矣。

1. 痰性污浊

污浊者与光洁相反者也。在发则头发油腻；在面则面部污秽不洁，黏腻，或生斑片；在眼则眼眵甚多，或两目昏然，若雾若蒙；在鼻则鼻涕多而浊，或缘涕而塞，亦有原本不见鼻涕而仅觉鼻塞，服药后鼻涕出甚多，而鼻塞之病遂愈者（后附有病案）；在耳则耳垢不断；在口则流涎不止；在身则黏汗不绝，衣衫易污；在气道则吐痰频仍；在咽喉则口多浊唾；在前阴则尿浊、带下、阴囊潮湿；在谷道则大便溏或不成形；在手则多汗；在足则潮湿糜烂，所谓脚气之类，多缘于此。

2. 痰性结聚

结聚者成块成团，有形之病变也。如：皮生囊肿、组织生肿瘤、腮腺肿大、前列腺肥大、肛生痔疮、脏器结石、器官肥大或肥厚、椎管狭窄、管道肿粗、管腔变窄。

3. 痰性黏着

黏者，与滑利相反。如身体发黏，此当长夏之时，身有痰湿者，恒有此感觉。如口中发黏，此乃痰涎上溢所致。如阴部发黏，此乃痰湿下注所致。黏反于滑利，而不远于涩，故极易导致留着。留着于目则眼眵多而黏，以致晨起两目难睁；留着于胃则胃脘不畅而痞满；留着于经络则经络为之不畅：或麻，或痛，甚则发木乃至坏疽矣；留着于心脑血管则血行不畅而蹇涩；轻则供血不足，重则引发栓塞。

4. 痰性阻滞

阻滞者阻挡、滞留而不通也。痰性既黏腻，黏腻则留着，极易阻滞。如在鼻则鼻窍不通；如在咽则咽喉生堵塞感，俗称梅核气是也；如在肺系则呼吸为之不畅；如在心则心前如有物压；如在动脉则血气为之不畅；如在胸则胸为之憋闷；如在胃脘则胃脘为之痞塞；如在大肠则大便为之难排；如在尿道则小便为之淋漓不尽，或点滴而难下；在女子月经则淋沥不断，日久不停。其他如椎管狭窄症、静脉炎、动脉炎亦多缘此。

二、痰性举例

痰既有四性则病呈相应表现。兹举例如下：

1. 痰湿结滞为涎为沫

魏某，男，39 岁。初诊时间：2001 年 7 月 20 日。患者主因大便时下坠，便下白沫，似痢非痢就诊。伴有食则吐痰，额部胀痛，耳鸣目昏，脉弦滑，苔白腻。此为典型之痰证。食入则吐痰者，痰本脾之实证，食入则土更实，故上达于肺而作痰吐出；痰随胃下至于大肠，则便下白沫；痰阻其经则额痛；痰侮胆经则目昏、耳鸣。处方：苏子 10g，广藿香 8g，陈皮 8g，桔梗 12g，焦神曲 10g，瓜蒌 15g，清半夏 10g 等。服药 1 周，食后吐痰之表现消失，但平时吐痰却增加，所吐皆黏沫，大便亦有好转。据证略作加减，加入旋覆花 10g，川大黄 8g，山栀子 7g，枳实 15g，厚朴 10g 等。2 周后大便正常，不再下白沫。据证略作加减，加入麦芽 10g，茵陈蒿 15g，北柴胡 8g，地龙 6g 等，以调肝胆通经。2 周后痊愈。

2. 痰湿结滞，凝结成核

痰蕴于内，聚结凝滞，可生痰核。史某，女，22 岁。初诊时间：2002 年 6 月 28 日。患者近日发现左腋窝下有肿核出现，疑虑而来诊。触之，左腋窝中部有一肿核，大如小枣，中等硬度，兼见月经前乳房胀痛、形体丰腴、脉沉滑细略数。考虑为左腋下淋巴结肿大，中医属于痰热结聚。处方：瓜蒌 15g，北柴胡 8g，黄芩 8g，郁金 15g，桑枝 10g，威灵仙 8g，丝瓜络 5g，路路通 10g，当归 12g，木通 3g，鸡血藤 30g，地龙 3g，土鳖虫 5g，竹茹 13g。服药 5 剂，感觉已不明显，停药。至 8 月 2 日，月经前又有感觉，再来就诊，复以上方化裁而愈。

3. 痰湿结滞，凝结成石

痰蕴于内，聚结凝滞，可化为石。高某，男，33 岁。初诊时间：2001 年 12 月 8 日。患者经 B 超确诊为肾结石，不能过劳，劳则心悸。苔腻，脉濡，尺弱甚。心电图显示 T 波低平，心肌缺血。处方：苏子 10g，桔梗 10g，竹茹 13g，枳实 15g，厚朴 10g，金钱草 12g，木通 3g，石菖蒲 10g，萆薢 7g，地龙 3g，瞿麦 6g 等。2 周后尿出浊物，内有结石，舌苔腻减，症状减轻。再加扶正之品调理 2 周，B 超复查未见结石，心电图 T 波明显改善。此尿中所出之浊物即痰也。由是知结石之初因痰而成。

4. 痰湿蕴积，结成囊肿

痰蕴于内日久聚积可结成囊肿。寇某，女，52 岁。初诊时间：2004 年 7 月 10 日。患者发现左甲状腺囊肿半年，自觉咽塞，舌苔腻，脉弦滞。处方：瓜蒌 15g，清半夏 10g，苏子 10g，桔梗 10g，竹茹 13g 以化痰；远志肉 8g，广藿香 8g，石菖蒲 10g，土鳖虫 5g，地龙 6g 以开通之。服药 2 周，脉转滑，咽塞减。继服 2 周，囊肿变软，停药。

5. 痰湿不降，滞气为聚

痰湿中阻，当降不降，阻滞气机可发聚证。周某，女，35 岁。初诊时间：2004 年 10 月 30 日。患者素有便秘之疾，近日脐腹时觉有气攻冲，腹之局部为之隆起，按之甚软，肛门有下坠感。兼见脘痞、舌红、苔黄腻、脉滑而弦、尺弱。此为中痰积聚化热，气机不降。处方：枳实 15g，厚朴 10g，槟榔片 8g，三棱 8g，莪术 8g，清半夏 10g，苏子 10g，瓜蒌 15g，竹茹 13g，广藿香 8g，桔梗 10g。服药 1 周证减，继服 1 周痊愈。

6. 痰湿留着，胃如物粘

痰湿留着于胃脘，不上不下如物粘在该处。符某，男，42 岁。初诊时间：2004 年 8 月 7 日。患者主因脘部不适，如有物粘而来诊。兼见纳呆、厌油腻、脉滑，右脉分为两叉。考虑痰湿中留，黏着不去。处方：清半夏 10g，桔梗 10g，苏子 10g，瓜蒌 15g，竹茹 13g 以化痰；焦神曲 10g，麦芽 10g，鸡内金 8g，陈皮 8g 以和胃；枳实 15g，厚朴 10g 以降胃；广藿香 8g，石菖蒲 10g 以化浊；北柴胡 8g 以木疏土。服药 1 周症状减，3 周痊愈。

7. 痰湿留着，晨目难睁

痰湿上于目，留着而黏涩，可使其两目难睁。杨某，女，57 岁。初诊时间：2004 年 11 月 14 日。患者主因眵泪多，晨初醒目粘，难以睁开来诊。兼见腹胀，双上肢及右下肢时有麻木，脉沉滑实，左脉近滞。考虑痰湿黏滞。处方：黄芩 8g，清半夏 10g，瓜蒌 15g，苏子 10g，竹茹 13g 繁木以化痰；枳实 15g，厚朴 10g 以降浊；石菖蒲 10g 以开窍；地龙 6g，威灵仙 8g，桑枝 10g 以通经。服药 1 周症减，3 周痊愈。

8. 痰阻阳明，面生黑斑

痰浊生于中焦，循经而阻于阳明。阳明主土，土则遏水，水困于土中发为黑色，故见黑斑。卢某，女，34 岁。初诊时间：2002 年 10 月 11 日。患者原本为时发昏迷来诊。主诉：气短，上午尤甚，而后觉气从少腹上至胸，即发昏迷。尚能知人，但不能说，亦不能动，移时复醒。兼见腹皮拘急而痛、心烦、咽如物塞、便秘；望之满面黑斑；切之，脉来细弱，尺弱尤甚，左关滞涩。夫短气者，故属于虚，亦为肾虚不纳。上午肝木之气上行，肾既不纳，阳气上逆，故而致厥。腹皮拘急而痛、咽如物塞、便秘者，痰阻所致也。心烦者，痰上气逆，扰心所致也。面生黑斑者，痰郁阳明之面，肾水之色泛而致也。此病属厥证。原因病痰，痰阻既久，气血匮乏，肾虚不纳，逆气致厥。当先治厥。处方：桔梗 15g，苏子 10g，竹茹 13g，黄芩 8g 以化痰；北柴胡 8g，生麦芽 10g，茵陈 15g，鸡血藤 20g，合竹茹、黄芩以调肝木；郁金 12g，枳实 15g，厚朴 10g 以降逆；焦神曲 10g 以调中。经治疗 3 周，厥证消，仍心悸、气短，黑斑仍明显，左关见弦象。加瓜蒌 15g，浙贝母 8g（碎），石菖蒲 10g，去柴胡、生麦芽、茵陈。服后黑斑渐减，中间因月经期等原因停药 2 周，服至 2002 年 12 月 27 日，面部黑斑近干净。

三、因症诊断

痰在体内痹阻瘀滞，气血津液缘是而不得畅通；碍肝之疏泄、谋虑，胆不能正常决断，误觉、误判由此而发，故见诸种怪证（以肝风之类，善行而数变；且肝胆主谋虑判断也，谋虑不定，而数变之，则怪证出矣）；痰既为土家之实，故长夏土盛之时，感觉最为不适。

1. 局部发凉

痰之体为阴，然阴阳互根、互引，故痰最易与热相合。但痰热之为病，所觉或非热，甚至反觉凉，此又须知。缘痰邪阻滞，阳气当伸者不得伸，当通者不得通，当外达者不得外达，于是感觉凉矣。切不可轻言畏寒则为寒凉之证，而径用热毒之药。否则，病邪上攻，病必加重。若误热为寒，大加温热，正必受伤。范某，女，37 岁。初诊时间：1999 年 3 月 7 日。患者主因右下肢凉就诊。伴有腰痛、头晕、月经后期、恶心、饥而不欲食、苔白、脉弦。余考虑为痰湿与寒阻滞所致。处方：清半夏 10g，苏子 10g，枳实 15g，厚朴 10g，竹茹 13g，地龙 3g，威灵仙 8g，苏梗 8g 等。6 剂后，患者诉效果不明显。于是余加桂枝 6g，苍术 8g。患者服后腿凉反加重，恶心更甚，心烦不寐。余恍然而悟：此痰热也，阴邪恋阳所致也。盖头晕、恶心者，痰热在中而欲上也。饥为热，不欲食者，以有痰在中阻滞之故也。月经后期者，非为寒致，实由痰阻。据证略作加减，去苍术、桂枝，加黄芩 8g。继服 2 周病愈。

2. 口部干渴

痰热结滞于中，水津受阻而不得上输，可致口渴。此渴非中焦乏水，乃水谷结聚而成痰也。饮亦如之。治疗此渴若只见热，而惟用寒凉之剂，则热虽去而渴不得解也。以痰得寒凉，或化为饮也。若只升津液，渴未必去，而变证作矣。若以为水乏竭，属饮水自救，只是助水，此渴亦不得解也。如张仲景之小青龙汤中就有"或渴"之记载。《伤寒论》第40条曰："伤寒表不解，心下有水气，干呕，发热而咳，或渴，或利，或噎，或小便不利、少腹满，或喘者，小青龙汤主之。"此段言表证未解而出现中焦留饮阻滞，故见种种"或证"。干呕者，饮停心下（心下者胃也，中焦也），胃气受阻，而不得降，逆而作呕也；发热者，表证仍在，且饮阻中焦，阳气郁而热自生也；咳者，肺胃同源，胃不降则肺难肃，且饮留于中，本可游溢、上输，由脾达肺。《内经》所谓"饮入于胃，游溢精气，上输于脾，脾气散精，上归于肺"也。肺受饮邪，复加寒束，遂失宣肃，咳必作也；或利者，饮欲降下也（所谓"清气在下，则生飧泄"也）；或噎者，饮塞，气与食均下降不畅也；小便不利、少腹满者，饮下而阻于膀胱，膀胱气化不利，津液难以出也；喘者，外寒伤肺，复加饮阻，宣肃失职也。通观其所列9种表现，均在一个"饮阻"之病机。饮阻如此，痰亦如之。所异者，饮证寒多而痰证热多，饮善降而痰易升。但论其阻滞，痰之与饮，并无二致，故张仲景之文实启迪痰证之病机也。张某，女，48岁。初诊时间：2003年3月22日。主症：口渴，饮水而不解，反愈加口渴，脘腹满痛，咽堵塞感，音嘶哑，脉沉滑急。治当以木疏土，化其痰热。处方：枳实15g，厚朴10g，瓜蒌15g，桔梗10g，苏子10g，地龙3g，郁金15g，杭白芍15g，黄芩8g，北柴胡8g，茵陈蒿15g，竹茹13g。1周后症状减轻，2周后除声音仍稍嘶哑外，无其他不适感，停药。

3. 苦于长夏

痰为土家之实，土之主时，在季节为长夏，在时辰为午后。试观长夏之时，天气壅闷，风气难起，气机不畅通，此由土性使然。土主化，故长夏之时，万物之化最著：天气由炎热升温而欲变凉爽降温，诸物由盛而变衰，由花而实，由亢奋而变沉静，由生机勃勃而变为寂静停顿。诸死物则腐烂变质，诸衣物则霉烂生污。以其化也，故传统发酵，或作酒，或作醋，或作酱多取此时。凡属不耐长夏，每至长夏或午后即病者，实证则责之以痰，虚证则责之于肾肝。以痰为土家之实，逢土盛之时，则病加也。若肝肾亏乏，木水为衰，逢土盛之时，则肝木受土之侮而肾水受土之克伐也。刘某，男，71岁。初诊时间：2003年7月27日。患者双侧股骨头缺血性坏死、冠心病、心律失常。现自觉双髋关节处疼痛，心悸，又兼不寐，心中懊恼，午后加重，脉滑弦促

（早搏频繁）。考虑痰热生于中，上实其心，下伤其肾，实其心则懊恼、不寐；伤其肾则下肢为之病。处方：秦艽 8g，黄芩 8g，广藿香 8g，石菖蒲 10g，地龙 3g，土鳖虫 5g，威灵仙 8g，川芎 10g，麦芽 10g，竹茹 13g，瓜蒌 15g，鸡血藤 30g。6 剂后疼痛减，寐可，心律之早搏明显减少。

4. 痰多怪证

前贤有痰多怪证之论，余临床体会此为确论。余思其理：盖缘痰属土实，木则困郁，风木既困，"变"则作矣。谋虑不佳，罢极失准，不中不精，误觉误判则怪证发矣。余临床以来，遇诸怪证，恒加细思，属痰作祟者，常予载录，以备课余自省。今将诸多怪证详附于后之"痰致怪证录"。

四、因脏诊断

五脏各司其职，各有所主。痰在五脏，各有特点。概括如下：

1. 痰在脾胃

脾胃处人之中州，位当大腹。脘腹满闷，痰浊阻滞所致也；呕吐痰涎，痰阻不下，逆而上出也。脾合于肉，痰属脾实，故痰盛之人，实证阶段表现为形体丰腴，或大腹便便；后期因实转虚，亦可转见形体枯羸，肌肉瘦削。脾合长夏，在时为午后，痰阻于脾，是为脾实，故可见诸症状午后加重，或病人不耐暑季、伏天，每至长夏则病。脾之味甘，土之性黏腻，痰属脾实，故痰证患者发病或因嗜食甘甜黏腻，或病后厌恶油腻；酒属湿热，性合于土，痰证属于脾实，故痰证患者，每于酒后发病，或病情加重；牛为土畜，性可补益脾土，痰为土实，故痰证患者每因食牛肉发病，或致病情复发，或致病情加重。脾主升清，升之太过，胸部为之满，心脉中遂浊，宗气、营气为之阻遏，可见胸闷、甚则心痛；肺为之失肃，可见咳嗽、痰多，甚则气不肃降，金无以生水，气不得下纳，而发喘、上气、吐吸；胃主降浊，痰阻于中，浊不得降则胃脘胀满，纳食为之障碍，或胃脘疼痛，或嗳腐、干噫食嗅；下降不得，反逆于上，可见反酸、烧心、食道灼热，甚则咽塞、发梅核气之病。

2. 痰在肝胆

肝布于胁肋，环于外阴，气升于左，性喜条达，而恶抑郁。胁肋胀满者，痰浊阻滞，木失调畅、疏泄也；郁郁寡欢，怒火时发，性情暴戾者，木为痰困，气机郁结，而欲化火也；肝司谋虑，胆主决断。反应迟钝者，痰浊困木，肝失谋虑也；遇事无断、犹豫不决者，痰浊侮胆，胆失决断也；妄言妄语、误觉误判、是非混淆者，痰浊困木，罢极失准，不中不精也。肝主疏泄，凡人之排泄舒畅与否，责之于肝胆。大便黏腻，排之不爽，时欲蹲厕，下如不净，此缘痰盛，肝胆疏泄不畅；大便虽溏，排则不爽，日久生痔，大便带血，肛外生物者，痰浊困阻，木失疏泄，血为之瘀也；小便淋沥、点滴而下、洒淅难尽者，痰浊困阻，肝木难疏，气机不畅也；肝藏魂，恶梦纷纭者，痰热内蕴，魂不得安也；卧而难寐者，痰热扰动，魂难守舍也。

3. 痰在肺与大肠

肺居胸中，循于喉咙，气降于右。肺主清肃，而主降气。咳吐痰涎者，痰阻于肺，肺失清肃也；吼吼作喘、吐吸息高者，痰伤于肺，日久及肾，金不生水，气不下降也；大便稀溏、排下不畅者，痰滞大肠，大肠传导不利，或痰阻肺家，肺失肃降，表里相及，大肠受累也。肺开窍于鼻。鼻塞不通者，风犯肺窍，与痰相搏，阻滞窍道也；鼻涕淋漓，或黏稠腥臭者，痰阻肺窍，欲出而不尽也；鼻衄时作者，痰阻肺窍，蕴积化热，热伤脉络也。肺合皮毛。皮疹反复、历久不断者，痰热内结而欲外发，发而不尽也；感冒不断者，痰热阻肺，金气受伤，外卫不固，引风招邪也；声音嘶哑者，痰热伤金，金污声浊，金破不鸣也。

4. 痰在心与小肠

心居胸中，其位在左。胸闷疼痛以左为甚者，心受痰阻，心气不畅也；心主血脉，脉见浑滑者，痰壅于脉也；浑滑变滞者，痰欲阻滞脉道也；脉见结、促者，痰阻脉中，夹寒夹热，心气受遏也；脉律不齐、三五不调者，痰阻脉中，乖乱气机也；舌为心之窍，舌强语謇者，痰蒙于心，窍道不利也；舌上生疮，边、尖糜烂者，痰阻心窍，蕴积化热也；心藏神，心烦不寐者，痰热扰心，神不得安也；心主神明，面色晦暗、目光呆滞、亲疏不分、善恶莫辨者，神明淆乱也；小肠主泌别清浊，清浊不分、混沌而下，小肠失职也。

5. 痰在肾与膀胱

肾居下部而主腰脚。腰腿疼痛、痹而不通者，痰浊伤肾，肾受脾伐、水被土克也。膀胱为津液之腑，津液从此进出聚散。排尿不利、尿下不爽、小腹满胀、尿液混浊者，痰浊下溜，土来乘水，水受克伐也。肾主生殖发育，主胞室、精宫。男性不育、女性不孕者，痰浊伤肾，肾水不生也；月经淋沥、日久不绝者，痰阻胞宫，经血不畅也。肾主封藏。女子血崩者，痰热伤肾，封藏失职也。肾主藏精。带下淋沥者，肾精不藏也。肾主作强。阳痿不举，举而不坚者，痰浊伤肾，肾不作强也。肾主藏志。健忘失志者，痰浊伤肾，肾水亏乏也；耳为肾窍，耳鸣耳聋者，痰阻肾窍，清窍蒙浊也。肾主纳气。喘促短气、动则尤甚者，痰浊伤肾，肾难受纳也。肾主衡稳。情绪不稳、时喜时怒、易寒易热者，痰浊伤肾，肾水亏乏也。

人合五行，而有五脏，五脏之职，各有所司。明其职，察其司，凡职司有失，循而察之，分而责之，诊断不难矣。设或痰浊作祟，同伤数脏，诸脏皆病者，其理亦同。分而析之，各归其类，诊断有方矣。

痰证之治疗

痰之病因病机既明则治当审证求因，是为治本。治病求本者，乃祛除其病因，截断其病机之谓也。概括言之：痰证既为土家之实，则治疗当予泻土；痰之体既为阴，则以降浊为顺；痰既为土家之实，则制土当求于木；痰既为土之盛，则生其金而耗其土。他如病机多变，治当法随机变，或因势利导，或逆而平之，或渐渐侵消，或缓缓图之，所谓善师者不陈也。

一、泻土降浊

痰生脾胃是为土家之邪，邪气盛则实，是痰浊一证，乃脾胃土家之实也。痰既为脾胃之实，《内经》曰"实则泻之"，故治疗痰浊之证，当以"泻之"为大法之一。土实之痰证，治以泻土，其法古已有之。汉·张仲景承气汤为泻土之典型代表。盖小承气汤所以"和胃气"，大承气汤所以治疗腑实。胃气本降，降而至于大肠，或甚而排出体外，则中焦之痰自是消弥。即或未曾排出体外，仅降至大肠，则中焦之痰湿，亦得消弥，此亦土生金也。土生金则土自耗，而土之实得以减矣，下述"生金消土"之法即本此。承气汤为泻土之名方，今试加分析：其方中之大黄，以四川产者为佳，俗称川大黄，以其色黄而带黑纹，故又谓之锦纹大黄。古有强弓劲弩，名之大黄。可见，其药善于攻伐，而祛诸邪。大黄嗅之气寒而苦，性凉可知，黄者而入于土，色带黑纹乃水之色，气寒乃水之气，是水反制土，使之降下也。降而可下，泻土可知也。入土、味苦、可泄，故为泻土实之要药；性寒而降，故为降中焦土家壅郁之上品。芒硝所生，原自土墙下面之"粪土"（土墙年久，土则不固，化作酥散之末而落下，孔子所谓"粪土之墙，不可杇也"），其土乃被木性疏散者也。人从中煎熬取汁而得芒硝，故芒硝乃善于散土实者也。痰浊不结固者可不用之。承者，接也。枳实、厚朴承接肺金之气，降其胃中之浊而至于大肠，使浊物从大肠而出于体外，此所以名承气也。世人但知承气汤泻腑通便，不知其化痰降浊，未谙其理也。余用承气诸汤合化痰药，治愈痰证甚多，凡药后大便得畅者，鲜有不效之例。

　　痰证之治疗固以降浊化痰为主，然治以降者，或有反吐之病例。此盖因中药本调人体之正，正气充，邪必去。而祛邪之渠道，或升或降而不定也。郭某，男，30岁。初诊时间：2002年5月11日。患者胸脘痞闷，大便不畅，苔白，脉滑实。处方：枳实15g，厚朴10g，清半夏10g，桔梗12g，苏子10g，黄芩8g，瓜蒌15g，广藿香8g，焦神曲10g，麦芽10g，竹茹13g。本意在于降浊。第1周服后，无明显效果。第2周3服后吐痰甚多，病若失，继服3剂痊愈。此反由吐而愈者也。

　　痰浊下溜，此为顺证，治疗当因势利导，故降浊为基本大法。痰浊既下矣，复顺势而导之，则治疗时或见短时"症状加重"者。病家遇此，常生惶惑，疑其治疗失当。医生当预先告之，免生疑虑。兹举一例。朱某，女，33岁。初诊时间：2001年4月27日。患者主因白带多而就诊。西医诊断为盆腔炎。脉滑尺弱，舌苔偏腻。兼见头痛，或目胀，腰腿或酸楚不适，口中异味。诊断：此为痰湿下溜，痰虽秽浊，实乃精之所化，故痰湿既久，肾精已伤，而见肾虚。处方：桔梗10g，苏子10g，清半夏10g，浙贝母8g（碎），黄芩8g，枳实15g，厚朴10g，茵陈蒿15g，竹茹13g，怀山药12g，地龙3g。7剂后，白带反多，患者疑余治疗不当，余解释后爽然。继服7剂，白带减少，头已基本不痛，方中加入养血填精之品，2周后痊愈。此痰浊下于前阴者也。

　　亦有从后阴而下者，症状亦可短暂加重。兹举一例。谷某，女，54岁。初诊时间：2004年4月17日。患者主因脘胸满闷胀痛来诊。兼见大便不畅、额痛、舌苔黄腻、脉弦浑滑而数。处方：瓜蒌15g，薤白10g，炒枳壳8g，枳实15g，厚朴10g，清半夏10g，桔梗10g，苏子10g，黄芩8g，旋覆花10g，竹茹13g，石菖蒲10g。前2剂服后，胸部稍舒。第5剂服后，脘腹憋胀甚剧，整整难受1天，继而大便通下，脘腹遂舒。据证略作加减继服，3周后诸症皆消。盖当时正气稍复，欲下降其浊邪，先积蓄其力，故憋胀甚剧也。一旦正气得势，推荡浊邪下降，则病自愈也。药后反应，可不辨乎？

　　痰湿既阻于中，气机本不通畅，当治疗以后，正气来复，欲推荡而下。服药后或有不适，此不必惊慌，须辨其为药物不良反应，抑或正气抗邪反应，若属后者，当因势利导，切勿见异思迁，轻易改弦更张。否则，病必反复而加重，痼疾因是成矣。余2002年12月21日诊治一患者，女，23岁。患者主因脘痞痛就诊。伴有纳呆，恶心，泛酸，脉滑数，右关以下弦，舌红，苔白腻。此为痰湿中阻，影响下焦。处方：枳实15g，厚朴10g，清半夏10g，桔梗15g，苏子10g，广藿香8g，黄芩8g，焦神曲10g，麦芽10g，鸡内金7g，竹茹13g，炒山楂10g，茯苓12g。2剂后脘痛加剧，患者甚恐，以为药物不良反应，询问于余。余告之曰：此无妨。药物反应当见于首服之后，请尝试再服。患者继服，症状渐减，白带增多，此痰湿欲下，当因势利导，去麦芽、山楂、鸡内金，加旋覆花 10g，代赭石粉 30g，乌药 8g，薤白 10g。1 周后白带渐减少，据证略作加减，继服 1 周痊愈。痰夹热者，治疗以清化之法，然用后或有心悸者，医逢此不必惊慌。兹举一例。卢某，女，25 岁。初诊时间：2003 年 9 月 7 日。患者烧心、泛酸、口角生疮、舌苔腻、脉洪滑而弦，此为痰火内灼。处方：生石膏 12g，生牡蛎 12g，茯苓 12g，清半夏 10g，厚朴 10g，桔梗 15g，瓜蒌 15g，败酱草 10g，沙参 10g，黄芩 8g，苏子 10g，旋覆花 10g，广藿香 8g，竹茹 13g。患者服药后心悸，惧而不敢再服，余告之无碍，此缘盛火加水，势相激也。患者继服，诸症皆愈。

痰浊下溜，顺势而导之，其以疼痛为主症者，可表现为疼痛渐渐下移。如初为腰痛，治疗后腰痛减，渐渐觉大腿痛；大腿痛减，转为膝痛；膝痛减，见小腿痛。顺次移下，则病情渐减，其证将愈。然患者不知，见疼痛出现于前所未痛之处，或以为并发新病，或怀疑治疗出现副作用，而致恐慌。医若明此，善为解释，或预先告知，自无疑矣。兹举一例。刘某，女，32 岁。初诊时间：2001 年 8 月 17 日。患者胃脘疼痛，痞闷，月经前期，头晕，脉沉滑，尺弱，苔白腻。胃镜检查：胃窦部红肿糜烂。中医诊断：痰湿伤肾。处方：瓜蒌 15g，苏子 10g，清半夏 10g，桔梗 10g，浙贝母 8g（碎），竹茹 13g，枳实 15g，厚朴 10g，黄芩 8g，焦神曲 10g，广藿香 8g，茯苓 12g。4 剂后出现腹痛，患者惶惑，来电话咨询。余询之，胃脘疼痛已减轻，于是告之，此为顺，继服无疑。7 剂服完，肠鸣矢气，症状已减。据证略作加减，继服 2 周痊愈。

痰湿下溜，未必顺势而畅下。因畅下则疾病消矣。其淹滞黏浊者，往往导致病情缠绵，日久不瘥。治此类病当谋求畅而下之，疾病乃得以根除。兹举一例。翟某，男，27 岁。初诊时间：2002 年 4 月 5 日。患者大便或泄泻，或溏薄，迁延已经数年。伴有头晕稍痛、乏力、时噫气，脉濡、细弱，右脉反关。此为痰湿久稽，欲下而不畅，迁延伤正，故而如此。处方：茯苓 12g，苍术 8g，黄芩 8g，广藿香 8g，乌药 8g，清半夏 10g，焦神曲 10g，鸡内金 7g，苏子 10g，桔梗 10g，枳实 15g，厚朴 10g。2 周后乏力、头晕减，加党参 8g，怀山药 15g，白扁豆 15g，症状加重，反不如初。去党参、白扁豆，加竹茹 13g。继服 2 周，除阴雨天外，大便基本正常。据证略作加减，继服 2 周痊愈。

痰湿滞留体内，最容易导致瘀血。因痰黏腻，性本淹滞怠缓；其体为阴，又容易损伤阳气；再加以此物源于中土，先入心与脉，即《内经》所谓"食气入胃，浊气归心，淫精于脉"，故而阻滞血行，转而成瘀。瘀血留着，随气血运行，至于阻碍狭窄之处，遇有气血原本阻滞之处，遂至瘀阻，变证即出，顽疾遂生。阻于心则胸痛或至于真心痛；阻于大经则为半身不遂；阻于经络则为痹证。俗医只知活血化瘀，不知化痰湿以治其本，其效果必不理想。兹举一例。卢某，女，56 岁。初诊时间：2001 年 12 月 15 日。患者主症：心胸憋闷，头蒙，左小腹部胀痛而灼热，肛门胀而有堵塞感，便秘，4～5 日一行。西医诊断为冠心病、附件炎、动脉硬化、血液黏稠。脉弦滑，苔腻。此证原为痰湿，稽留不去，血行阻滞，酿成瘀血，治当化痰祛瘀。处方：瓜蒌 15g，桔梗 10g，竹茹 13g，苏子 10g 以化痰；当归 12g，郁金 15g，沙参 10g，鸡血藤 30g 以活血；枳实 15g，厚朴 10g，乌药 8g 以行气；地龙 6g，土鳖虫 5g 以通经。患者本已断经多年，服药后竟见月经 2 天，色黑有块，随即病觉爽然。据证略作加减，继服 2 周以将养。

二、繁木制土

根据五行制克之说，土者，其制在木。痰浊为患，乃土家之实。土家实则当制之以木。土之盛，制之以木一法源自医圣张仲景。张仲景治疗阳黄之茵陈蒿汤，实为治疗土家实证之代表方。盖阳黄者，黄色太盛也，为土太过也；色鲜亮者为阳，故名阳黄。木者，肝胆也。茵陈当春先绿，三月而采收，禀木气也盛。其色绿，虽经晾晒而不改其绿，可见其木气之雄。山栀子色黄而寒凉，此似大黄，但其通调水道，使水道得通，津不凝聚，而痰无以生。复加大黄之泻，茵陈蒿之克制，则痰自得消。但木性本升，木药多具上升外托之性。痰为阴浊之体，本以下降为常、为顺，然痰若夹热，则上升外达。治病有因势利导之法，故欲将痰升托而出者，用肝药。茵陈蒿既为肝木之药，亦颇具升托之性，故痰在上而欲托欲散者，首取茵陈蒿（本书所选病例 2、病例 3 即是）。或有痰黏稠而浊厚难以升散透托者，可加远志、川贝母以稀释痰浊；欲助其升透者，可配海浮石。海浮石虽属石而质轻，浮于水上，其为浊物，与痰同气相求，可将痰浊浮之于上。桔梗色白属金，可升亦可降。入肺而达皮，可将痰浊从皮外达。蝉生于黏土之中，值热则外出，出则首蜕其皮，居高枝之上，天愈热而愈亢奋，吸清汁而不食，溺而不拉，禀清阳之性，可托痰浊出于清阳。故桔梗、蝉衣或可为升木制土协助之药。麦为肝之谷，麦芽当春早绿，将红薯等物发酵，加入麦芽，则清浊立判而糖汁析出，故善于制土而疏肝，亦为肝家之药。或有问：欲制痰以木而又恶其升者，如病人容易呕吐等，该当如何？曰：可取胆家之药。盖肝胆同属于木，但肝偏于升而胆主降，故痰浊在中而欲降之，用胆药。《内经》曰："胆者，中正之官，决断出焉。"胆降之药，首推竹茹。竹茹乃竹子之皮，竹子喜欢生于湿热之地，其性不畏湿可知。竹子出土即直，一茎直上，刚正不屈，是其有中正之性；竹子外实中空，而入于腑。盖府者，聚也，中空而时聚时散也。其性刚直而不阿者，乃将军之特点，药具此性，即所谓将军之药，竹茹是也。肝胆属木，而肝为阴，阴主升则可疏脾；胆为阳，阳主降则可疏胃。胆为中精之腑、中正之官，相当于公检法系统。其有犯上作乱、践法为逆之辈，违忤规矩、妄为越制之举，则由中正之官决而判之，抑而折之，故胆可降逆。竹茹既合于胆，乃为木中之降下药，故前贤有"呕者加竹茹"之论。痰湿中阻而欲降者，主取竹茹。余临床之际发现竹茹确有降浊之功，舍之则降性大逊矣。曾有一患者付某，女，46 岁。于 2003 年 11 月 16 日初次就诊。其病脘痞胀，头蒙，大便不爽，脉滑稍洪，两尺弱。考虑痰热肾虚。处方：黄芩 8g，清半夏 10g，桔梗 15g，瓜蒌 15g，茯苓 12g，苏子 10g，郁金 15g，枳实 15g，厚朴 10g，石菖蒲 10g，竹茹 15g。患者取药回家后，不知竹茹为药，以为是锯末，私自将竹茹去掉。服后头痛，症状减轻不明显。二诊经告之后不再去竹茹，服后头即不痛，诸症皆减。木降之药，除竹茹之外，尚有黄芩。黄芩色黄而青，调理木土；中空而入于腑，性寒凉而下降，故为胆家之药。张仲景治疗少阳证，取小柴胡汤。小柴胡汤中黄芩亦一主药也。

扶木制土之法，在临床中有正反两方面之经验教训。曾治一患者，陈某。初诊时间：2004 年 3 月 20 日。患者主因喘来诊，其喘甚剧，不惟不能行走，骑车亦不能。兼见尿频而不畅、口疮、目赤、心悸、咽干、夜频饮而不解渴，舌苔中间腻，脉滑稍浑，右尺弱。余考虑其上有痰热，下有肾虚。处方：熟附子 8g，肉桂 7g，怀山药 15g，生地黄 15g，黄芩 8g，云苓 10g，知母肉 8g，地龙 6g，白茅根 10g，苏子 10g。服药 1 周，咽干稍减，喘促依旧，且喉中痰鸣，如水鸡之声。此痰证矣。痰在上，拟以木疏而吐之。处方：黄芩 8g，茵陈蒿 15g 麦芽 10g，竹茹 13g 以繁木；远志肉 8g，海浮石 8g，射干 10g，桔梗 12g 以吐其痰；麻黄 5g 以宣肺；清半夏 10g，苏子 10g，瓜蒌 15g 以化痰；焦神曲 10g 以促中土之化。服药 6 剂后，于上午近 11 点吐出黏痰数口，喘促因减，已可骑车来诊。盖近 11 点之时，木已壮旺，遂发挥其疏土化痰之能，痰不阻塞，症自轻矣。

三、生金消土

根据五行消长之学说，金生则土消。痰浊既为土家之实证，故痰浊内蕴，乃有化土生金之法。前列之大小承气汤即含其义。盖有服承气汤而不泻者，仅见矢气增多，如是，虽不泄泻，中土之痰浊亦得以消减。盖气机降下，土已生金，生金，土自消减也。然承气汤毕竟属泻法，除承气汤之外，亦有不属泻法而可生金者：盖凡有降胃、消化中焦之效者，皆生金之法也。如保和丸之类即是。之所以化金者，盖痰浊为土家之实。以五行消长而言，金生则土消；以季节而观，秋风一吹，长夏湿热之气即减，亦金生而土消，故消土者金也。以土生金之药，首推茯苓。茯者，伏也。苓者，本为猪之粪也。言该药伏藏于土中，其状如粪。该药生于土中，质地坚硬，气平色白，皆具有金之形象。土化金者也，故二陈汤用茯苓。茯苓之外尚有桔梗。桔梗色白性凉，合之于金，可升可降，宣发肃降而以降为主者也。前医有谓其载药上行者，见其一而不见其二也，见其次而不见其主也。桔梗之外尚有石菖蒲。石菖蒲气味芳香，芳香而可以化浊；其生于石缝，得金水之气，具金水之性也。它如前胡、瓜蒌之类，大抵色白性凉而降者，多可化痰浊为金。张锡纯用生石膏治疗便秘，亦金生而降所致也。生金以消土实，此治疗痰证王道之法也。

四、因势利导，在皮发之

痰浊内蕴，自以通腑降浊为顺。此亦为治疗痰证之要法。但医生贵在圆通。非规矩无以学得医道，非圆活变通无以治疗难病。痰浊非必皆降，其随热而上者，可上升外达。值此情况，则或发皮疹，或出血斑。治此，当"因其轻而扬之"，发表又有何疑？兹举一例。付某，男，9岁。初诊时间：2002年10月5日。患者全身遍发丘疹，色鲜红，大如粟米。脉滑略数，舌红。此属痰热动血。处方：黄芩8g，白鲜皮10g，瓜蒌15g，桔梗10g，清半夏10g，苏子10g，厚朴10g，土贝母10g，地榆10g，茵陈蒿15g，蝉衣8g，秦艽8g。服药2周，无甚变化。加牡丹皮10g，竹叶7g，继服2周痊愈。又有一患者，徐某，女，33岁。患者全身散在发疹，疹色鲜红，大于榆钱。所奇者，患者之疹与白带相关：病发前先见白带，疹发则白带减轻。每发于春天，迁延四五个月恒自愈。隔1年又发，恒2年一发。脉洪滑而数，稍弦，舌苔腻。分析：疹色红者，热也；疹与白带相关者，痰也；脉洪滑而数，稍弦，舌苔腻者，痰证矣。痰热化疹者，邪欲出也。2年一发，此理未甚明，抑或2年阳有一盛，得盛而发疹乎？治当因势利导。处方：浮萍5g，蝉衣8g，牡丹皮10g，地龙3g，白鲜皮10g，桔梗15g，瓜蒌15g，败酱草10g，厚朴10g，茵陈蒿15g，黄芩8g，紫草7g等。1周后，患者颈下、胸上疹增多而大，原疹处则减。2周后腰以下愈。4周后痊愈。对于此类病证，西医或称其为过敏，用激素类药物抑制常会使表病入里，轻病变重，盖不知道因势利导之法也。

五、法随机变，因宜而用

古人云，变化之妙，存于一心。是以善师者不陈。痰证其表现在上者，未
必皆用发越之法，或有下之而愈者。举例如下。陈某，女，29岁。主因头蒙
痛时作，于1998年5月30日就诊。伴有嗜睡，苔腻，脉细弦。西医诊断为血
管神经性头痛。处方：当归12g，鸡血藤30g，赤芍药10g，杭白芍15g，菊花
10g，川芎10g，丹参10g，生地黄15g，茵陈蒿15g，麦芽10g。用后效果不
著。考虑痰蒙清阳，而痰本由中而生，逆上所致。遂加旋覆花10g，广藿香
8g，黄芩8g等。服后腹痛，泻下数次，头痛遂止。至7月18日复发，继服前
方而愈。

痰证之治疗尚有增水反制之法。盖脾能伤肾，土实克水也。是故痰浊之
病，每兼见肾虚。是补肾亦可以反制痰证也。然补肾之品，恒多滋腻，用之不
当，痰浊反甚，适得其反也。大约补肾之药以不滋腻为主选。如苏子、车前
子、白芥子、女贞子、楮实子等，以籽多入肾也。是以用药者，不惟知其所
长，更知其所短。及至用时，用其长，避其短，乃能精当。此谓知人善任也。

六、痰邪伤肾，病深缓图

痰湿下溜，伤于肾，初则肾实，久则肾虚。此因实致虚，邪久伤正也。或
有肾虚引痰来犯者，所谓水虚土乘也。值此水亏土实，医者或但见肾虚，不知
先伐土邪（或有脾无实证之说，推而自无伐土之理。此实足以害人），动辄补
肾，迨地黄、枸杞诸滋腻之品一投，症状每每加重。明乎此，当先去痰邪，俟
土实既去，乃可补肾，或有不须补肾，而肾自渐渐恢复者，以五行造化之机，
不可以无生也，是故水亏则金可生之，故不补肾而有肾复者也。张子和"汗
吐下三法赅尽治病诠"之论，确有真理在焉。余曾治马某，有腰酸痛、健忘、
夜寐较差、尺脉弱等肾虚表现，兼有脘痞、纳呆等痰浊阻滞之象，时当中伏，
治后脘痞等痰证已不明显，但肾虚虽减犹在。患者曰：已觉厌药，停药可否？
余曰：可。立秋后诸症自消。半月后来电话告知：症状果消。盖此肾虚之证，
若无实邪伤伐，当秋天一到，金旺生水，肾虚自消减也。此益叹岐黄之术，高
妙难穷也。

痰湿易伤肾，肾虚亦易招痰。对此痰湿肾虚之证，祛其痰湿，已是不易，
再复补肾，更难以速速收效。肾主骨，其病深，急切难收全功。以淳于意之高
术，疗肾痹（应为腰椎间盘突出症，参见《史记·扁鹊仓公列传》）之疾，尚

需十八日之功，况今之中医，术多平平乎！故治疗此证，医患双方均须有耐心。或有性急之人，遭遇此证，见其功迟，性急作罢，则无功矣。兹举一例。

王某，男，58 岁。初诊时间：2003 年 10 月 25 日。患者腰痛牵及左下肢，腹中觉有冷气攻冲，腹与腰腿之症状交替。X 片显示腰椎骨质明显增生。此中痰肾虚之证。处方：清半夏 10g，桔梗 10g，枳实 15g，厚朴 10g，金毛狗脊 10g，独活 8g，威灵仙 8g，苍术 8g，石菖蒲 10g，地龙 3g，苏子 10g，竹茹 13g 等。服药 1 周，患者觉效果不著，即停药。至 2004 年 5 月 1 日，症状加重，复来就诊。余告之，此病急切难愈，当耐心服药。继以去年之方化裁，共服 3 周，症状大减，乃停药。

痰 证 之 方 药

一、前贤名方

1. 二陈汤

方出《太平惠民和剂局方》。

药物组成：半夏、橘红、白茯苓、炙甘草、乌梅、生姜。

功效：化痰燥湿，理气和中。

主治：湿痰咳嗽。症见：痰多稀白、胸痞、恶心、呕吐、脉滑等。

2. 承气汤

方出《伤寒论》。

药物组成：

A、大承气汤：大黄、枳实、厚朴、芒硝。

B、小承气汤：大黄、枳实、厚朴。

功效：攻下热结。

主治：腹中燥屎结滞。症见：大便不通或热结旁流，或发狂痉。脘腹痞满，腹痛拒按，脉沉实或滑疾。

注：本方虽为通腹攻下之方，但胃降腑通则中痰必消，故痰积于中用之效佳。

3. 蒿芩清胆汤

方出《重订通俗伤寒论》。

药物组成：青蒿、淡竹茹、仙半夏、赤茯苓、黄芩、生枳壳、陈广皮、碧玉散（滑石、甘草、青黛）。

功效：和胃化痰，清胆利湿。

主治：寒热如疟，寒轻热重。症见：口苦胸闷、吐酸苦水、或呕吐黄涎而黏、呃逆、胸胁胀痛、脉数而右滑左弦。

4. 温胆汤

方出《三因极一病证方论》。

药物组成：半夏、竹茹、枳实、陈皮、炙甘草、生姜、茯苓。

53

功效：理气化痰，清胆和胃。

主治：痰热内扰，胆胃不和。症见：虚烦不眠，或悸，或呕，或发癫痫等。

5. 清气化痰丸（汤）

方出《医方考》。

药物组成：杏仁、瓜蒌、黄芩、枳实、茯苓、胆南星、陈皮、半夏、生姜。

功效：清热化痰，理气止咳。

主治：痰热内结。症见：咳嗽黄痰而不爽、胸痞、舌红、苔黄腻、脉滑数。

6. 贝母瓜蒌散（汤）

方出《医学心悟》。

药物组成：贝母、瓜蒌、花粉、茯苓、橘红、桔梗。

功效：润肺清热，理气化痰。

主治：肺中燥痰。症见：咳嗽、咯痰不爽、咽喉干燥等。

7. 半夏白术天麻汤

方出《医学心悟》。

药物组成：半夏、白术、天麻、茯苓、甘草、生姜、大枣、橘红。

功效：化痰燥湿，平肝息风。

主治：风痰上扰。症见：眩晕、头痛、胸闷、呕吐、恶心、舌苔白腻、脉弦滑等。

8. 瓜蒌薤白半夏汤

方出《金匮要略》。

药物组成：瓜蒌实、薤白、半夏、黄酒。

功效：行气化痰，宽胸散结。

主治：痰结胸痹。症见：胸闷或满痛彻背、不能安卧、舌苔白腻、脉沉弦。

9. 旋覆代赭汤

方出《伤寒论》。

药物组成：旋覆花、代赭石、人参、生姜、甘草、半夏、大枣。

功效：化痰降逆，益气和胃。

主治：胃虚不降，痰浊内阻。症见：心下痞硬、噫气不除。

10. 小陷胸汤

方出《伤寒论》。

药物组成：黄连、半夏、瓜蒌实。

功效：清热化痰开结。

主治：痰热结胸。症见：膈上痰热结聚，或痰与热邪结聚心下，按之疼痛，脉象浮滑。

二、自拟方

1. 木疏汤

立方之义：痰为土家之实，土实当制之以木。选诸木家之药，用以制土。痰得木之制化，病乃除。木药之选，综合色、性、时、味等观之，大抵颜色青者属木，性状直者属木，采于春天者属木，具疏畅条达之性者属木，此选木药之原则也。

药物组成：茵陈蒿 10～15g，竹茹 10～15g，生麦芽 10g，黄芩 8～10g，枳实 12～15g，厚朴 10g，焦神曲 10g。

2. 化金汤

立方之义：痰为土家之实，若以土生金则痰得消，而生化之机顺矣。大率色白者入金，性凉者属金，质重者属金，性沉降者属金，性收燥者属金，味辛者属金，此选金药之原则也。

药物组成：厚朴 10g，桔梗 10～15g，清半夏 10g，云茯苓 10～12g，旋覆花 8g，瓜蒌 10～18g，石菖蒲 10g，郁金 15g，牡丹皮 10g，苏子 10g，贝母 6～10g。

3. 通决汤

立方之义：痰之性，其本体为阴，性多黏滞，而成阻塞痹郁之疾。对此证当选通决流利滑动之品，使痹阻得除，"大气一转，其气乃散"，而痼疾得消矣。

药物组成：地龙 3～6g，土元 3～5g，鸡血藤 15～30g，威灵仙 8～10g，王不留行 8～12g，三棱 8～12g，莪术 8～12g，槟榔片 8～12g，川大黄 7～10g。

4. 透表汤

立方之义：痰入于肺，可达于皮；或随人体外达之机而有出表之势。"因其轻而扬之"，借人体外达之势因势利导而驱邪，乃王道之举，事半功倍。大抵诸皮药达于皮，诸升药透于表，诸肺药达于表，诸轻药达于表，选此类药或有使痰外透之机，是选药之思路也。

药物组成：蝉衣 6～10g，白鲜皮 10g，茵陈蒿 10～15g，北柴胡 6～10g，桔梗 10 ~ 15g，藿香 6 ~ 10g，瓜蒌皮 8 ~ 12g，陈皮 7g，浮萍 5 ~ 8g。

5. 引越汤

立方之义：痰随木升，上至于关隘，遏阻而不出，不上不下，郁而作苦。"其高者，引而越之"，借其上行之势，推而助力，托而助势，使痰从口鼻而出，则壅遏之疾除矣。大抵轻药上行，浮药上达，温药上达，此选升药之思路也。

药物组成：远志肉 6 ~ 10g，海浮石 6 ~ 10g，瓜蒌 10 ~ 15g，川贝母（碎）6 ~ 8g，桔梗 8 ~ 12g，浮萍 4 ~ 8g，生麦芽 8 ~ 10g，北柴胡 6 ~ 9g，地龙 3 ~ 6g。

三、化痰药物

1. 黄芩

黄芩色青带黄。黄则入土，青则入木，故为调治木土之药。痰证为土家之实，宜调治以木，故黄芩善当此任。黄芩味苦性寒，寒则去火而降，苦则泄邪而开，故黄芩有开降痰浊之功。脏者中实，腑者中空，入木之药，实心者多入肝，空心者多入腑。腑源于府，府者，聚也。故府乃办公之所，有司朝聚、三班六房，主簿衙役，文物毕集，处理公事，公事既理，至暮而散，府中乃空，故时聚时散，时充时空，是腑之特点也。黄芩者，其物中空，空则入腑。青中带黄，故可入胆。肝木虽主升，但木中之肝性升，木中之胆性降；木中之温者性升，木中之凉者性降。黄芩胆药而凉，故善和降。胃有逆，治以胆药黄芩。若伍以姜、夏、藿、苏等，效果尤佳。妊娠之呕吐用之效佳。小柴胡汤为少阳之名方，该方之主治多有脾胃症状，而柴胡、黄芩乃其中之要药。《神农本草经》谓黄芩"主诸热，黄疸"。因其寒而除热，因其入土而消湿，因其属木而疏泄，故热结之黄疸可治也。所主之黄疸者，湿热也。痰证亦湿热之性也，故黄芩可治痰。《神农本草经》谓其"下血瘘"者，一因肝木之疏泄而藏血也，肝胆调畅则血行亦畅。虽然亦因血之或瘘，常由痰阻，痰得木疏，自不阻塞。然木药中治痰之品多有性温者，温药易升，痰亦多夹热。若虑其温升而欲凉降之，则配以黄芩。黄芩苦寒，中空入腑。其可除痰中夹热；痰缘于水谷，以降为顺。黄芩入胆而可降，痰得斯药，因是而得降矣。"下血瘘"之"下"字，《经》之含义，岂不深乎？

2. 半夏

半夏收于夏秋之季节，其时乃阳升极而方降之际。其色白，其味辛，其质如金，是半夏为金降之药也。但降药多凉，而斯药独温热。诸温药多升，而斯药反降，既温而降，阳因之而下交，金由之乃得其用，故人谓此品燮理阴阳。

因其得金之用，故为降浊药之首。大凡痰浊之生，本属于中土之实，而土若生金，则土之实由之而消耗，此五行相生之顺者也。况痰浊之体本为阴，以下降为顺，故治疗痰浊之化金一法，诚为王道之上策。而其主药，乃半夏也，故有痰浊壅于中焦脾胃者，见胃气不降之呕吐、恶心，用半夏则浊气下而中土和。半夏既为秋金之药，金合于肺，若痰浊阻于肺中，而见胸闷、咳痰，用之乃效；金合于大肠，若痰浊下于大肠，而见大便溏薄、肠鸣辘辘，或大便黏滞而不爽，用半夏则痰浊遂得排下。惟降药以凉为基本之法，若恐半夏降力不足，则可伍以瓜蒌、败酱草之凉药，或合承气之类，则下降之力更雄。

3. 苏子

苏子成熟于秋季，得金性也。其色紫白，紫则入肝，白则入肺。其味辛，其气温，此为肺家之要药。肺主降，故三子养亲汤用之以治疗痰涎壅盛、肺气不降之咳嗽痰喘；以其有金降之功，故医家用之以治疗大便之秘结。肺金之性，其初始本温也，其终则凉矣。此凉之来，常借风之力，是故秋气一至，西风呼啸，天气遂凉。是金籍木气以用之，此乃五行"相反相成、制而用之"之理也。苏子有肺金之性，而兼风木之色，此相反相成，风助金降者也。若虑其温而降之力不足，伍以瓜蒌仁等凉药可也。

4. 茯苓

茯者，伏也，以此药原本埋伏于地下也；苓者，猪粪之别名也，以此药外形如猪粪也。根据此两点，故名茯苓。此药禀木之余气而生，得土之盛气而长，质地坚硬，色白而气平，一如金之特性。此由土生金之药也。以其初缘木气而终得土金，故可调肝木之疾。《神农本草经》所谓"主胸胁逆气忧恚""寒热""咳逆"是也。以其长于土，而禀木金之性，故可医土家之壅。《神农本草经》所谓"心下结痛"（心下者，土之位也）、"烦满"是也。木可疏土，土生金则自消，茯苓为化痰生金之要药，故二陈汤用之化痰也。此药生长于土中，得阴气而如金，故可益阴，常为益肾之品，而《神农本草经》所谓"口舌焦干""惊邪恐悸""安魂养神""烦满"是也。

5. 枳实

枳实其味初酸，至于熟而香，其植株冬不落叶，木气盛也。酸者而入肝，香者入于脾胃。是枳实一物，而富有以木制土之功也。是故脾胃之滞首推此品。土家之实，张仲景创承气类，方中主枳实、厚朴也。痰证既为脾家之实，自然以疏土为大法。疏土之品首取木药枳实。

6. 厚朴

厚朴乃树之皮，皮者合于肺，且此物皮色本白，其味苦辛，以其合于肺、合于皮，故《神农本草经》云其主"中风、伤寒、头痛、寒热"。肺与大肠相表里，故厚朴善导大肠之气滞。张仲景承气类以此物配合枳实，以导大肠之积滞。肺与大肠相表里。承者，承接也。承气汤乃承接肺气，以至于大肠，而使其肃降者也。痰证缘于土家之实，土实者，使其生金，则土自消。试以临床验证之，大凡大便通畅之人，少有肥胖患者。金盛则土消也，故余之化金汤有厚朴等品，意在取大肠肃降之功，而消脾胃之痰。

7. 瓜蒌

桥楼一物雌雄异株，瓜蒌乃其果实也。若种之则生根，而雌栝楼之根，种之方生果实。根则归肾，此果实生根而不结实，乃精气归根，以金生肾之理也。观瓜蒌，大而中空，其中有疏松之物，包绕瓜蒌之籽，一如人之胸腔。故张仲景以瓜蒌薤白桂枝汤治疗胸痹，诚以瓜蒌善治胸部疾患也。痰证既为脾土之实，若以之生金，则土自消，故以瓜蒌治疗胸部之痰，诚为中的。架生之瓜蒌，悬于半空，囊而不实，酷似乳房，瓜蒌治疗乳房疾患其理亦如此。

8. 桔梗

桔梗味辛、色白，采于秋季者佳，是秉秋金之气而入肺也。肺气通于天而主喉，故桔梗善医咽喉部诸疾病。肺之位在胸，金可平肝木之亢，故《神农本草经》谓其"主胸胁痛如刀刺"。肺与大肠相表里，故桔梗又主"腹满，肠鸣幽幽"。《金匮要略》用之治疗肺痈等亦此理也。痰证为脾土之实，土生金则自消，故用桔梗治疗痰证，实乃化土为金之策。

9. 麦芽

麦芽乃大麦之芽，播种于春，至夏则熟，独得春木之气，张锡纯所谓麦芽疏肝，盖由此也。木可疏土，痰乃土家之实证，膏粱厚味所致，《内经》所谓"肥美所发"，故可取木家之药，以制约土家之实也。观民间制糖之法，已经发酵之制糖原料，加入麦芽则清浊自分，糖从中出，是麦芽有疏化五谷而分别清浊之功也。五谷得化，清浊得分，则痰易化而消。此麦芽化痰之理也。哺乳期妇女，欲停哺，而虑乳房胀痛，有用民间偏方者，以炒麦芽煎汤服之，盖因其疏肝之力也。然此一味，力或不济，配以凉降之品则效果方佳。益知中药之运用，当以中医理论为指导也。

10. 神曲

神曲或名六曲，乃五谷已化之物，民间之制法原本于伏天，取谷之粉，发酵而成曲，此曲既成，转作酵母，面粉之类遇之则易发酵而化也。窃思《内经》之旨，脾胃居于中焦，其职如沤。沤者，发酵而变化也。五味入口至于中焦，则其味变化矣。脾胃合于土。万物入土则化。是故草木入土，则腐化；香臭之味入土，则香臭之嗅去；寒热之物入土，则寒热之性易；毒物入土，则毒烈之性消。中焦脾胃合于长夏，长夏者，伏天也。此时诸物皆易化，故谓中焦如沤，主化。而神曲一物，质基于五谷，生时于长夏，性合于变化，中焦之药也。设有饮食痰积留滞于中焦，脾胃化之不及，加以此药，饮食得化矣。中焦之五谷得化得下，则或运或降，此消食之所由来。食既得以顺消，化而下之，饮食不得作痰，而既成之痰亦得以消矣。凡用此药，恒用炒焦之品，谓之焦神曲。盖焦则香，更易入脾胃也。

11. 陈皮

陈皮乃橘子之皮，其新鲜橘皮本有涩味，中有青黄之汁。橘皮贮存稍久，即为陈皮，其气乃香，涩味乃消。其色赤黄，其皮如胃，其气辛香，故入中土，辛则降，胃气亦降，故为和胃之品。《神农本草经》所谓"利水谷、下气"是也。本品用作呃逆胃反要药，诚由此也。水谷利，胃气下则痰浊遂消，故用作化痰之品。但其药性温，温则易升而难降，故降胃之时余常佐以凉苦之品。

12. 茵陈蒿

茵陈者，因于陈也。因于陈则若何？生新是也。该药至春早发，青青郁郁，当阳春三月木之气大盛，则为采药之时。其物虽干而青，可见其木气之雄也。木之性，疏土家之实，制脾家之亢。《神农本草经》谓其治"热结黄疸"。黄疸者，脾土之病也。热何以结？以脾土为生痰之源，土中不乏痰湿之物，热本为阳而易散，今热得痰湿则结而难消。茵陈蒿禀木气而疏泄之，则热结可散，故张仲景用于治疗阳黄。以阳黄乃土家之实证也。何以言之？盖土之色本黄，黄甚者，土有余；土之气为湿热，阳黄为湿热有余，湿热有余则病多见两途：或乘肾，或侮肝。乘肾者，下溜而见精失，故有泄泻、尿糖、尿蛋白、尿浊、白带等证；侮肝者，可见筋弛、阳痿、痴呆等证，湿热黄疸（阳黄）亦其中之一也。阳黄既属土家之实，自当主治以木药，故张仲景以茵陈蒿汤冠名。该方又以泻土之大黄、山栀子相伍，方中之义由是甚明。茵陈既属木药，胃土自是不喜，故用之有作呕吐者。茵陈既属木药，故有疏泄之长，张锡纯所谓疏肝之义也。

13. 贝母

贝母主生于四川、浙江，在四川者名川贝母，在浙江者名浙贝母。川贝母个小，浙贝母个大。统观贝母之产地，皆为潮湿之所，可见其生长宜阴凉环境。得阴气可制热，处湿地而不惧，可胜湿化痰。贝母色白，为金之色；味辛，为金之味；其性凉，为金之气（《神农本草经》曰平，亦金之气），且其质地如金，所以为金家之药，故有贝母利肺之说。《神农本草经》谓其主伤寒烦热者，风热之邪外来伤肺也，此药益肺，故主之也；谓其主淋沥邪气者，淋沥见于女性者，或为带下，痰热下注也；见于经漏者，痰热下而动血也。总乃痰浊为患，谓其主疬瘕、喉痹、金疮、风痉者，皆因其金之性也。盖金降则疬瘕自下而除，金肃则喉痹自通，金杀而风痉受制。可见，贝母乃金家之品。痰浊既为湿热所化，为土家之实。若以土生金，则土自然消耗，则痰浊遂减，故贝母之化痰，乃据五行消长、顺水推舟之法也。余拟化金汤方中即有此。

14. 藿香

藿香气味芳香，其色如土，善化湿浊，长夏主药，土家之正药也。土之正，乃化作精微以养人；土之邪，则成为痰浊以害身。正胜则邪却，扶其正则其邪祛也。藿香助土家之正，则痰浊之邪可祛。

15. 地龙

地龙又名蚯蚓，生于黏性土壤之中，性善穿通，喜趋湿热。每逢大雨则钻出地表。素以土壤中之腐殖质为食。脾胃合于土，主肌肉、四肢，故地龙善走人体脾胃、肌肉、四肢；地龙有穿通之长，故主于人体经络痹阻之证；湿热为脾土之气，湿热凝聚则为痰，故地龙长于化痰而祛湿热。地龙所食乃土壤中之腐殖质，一如水谷之精微营养。当今之世，人们营养过剩者偏多。膏粱厚味酿生痰浊，故痰证乃当今之流行病、多发病。如胸痹、中风、胃脘痛、便秘、泄泻等证缘于营养过剩，属于痰浊为患者占绝大多数。地龙行于肌肉经脉之中，消其过剩之营养，故对于上述诸证为常用之品。

16. 土鳖虫

土鳖虫又名地鳖虫、土元，生于柴草与土混合而潮湿的复合物中，从中穿来穿去，以其腐殖质为食，性喜潮湿，喜暖恶冷。木者，肝也，筋也。土鳖虫既生、食、穿行于其中，通筋脉之功效可知。存于湿土之中而喜暖，其耐湿热、制湿热之功效可知。湿热者，痰之类也，故有化痰通痹之功。

17. 芒硝

芒硝原产于粉土。所谓粉土，即孔子所言之"粪土"。《论语·公冶长第五》载：宰予昼寝。子曰："朽木不可雕也。粪土之墙不可圬也。"意思是：孔子的学生宰予大白天睡觉。孔子认为这样懒惰，简直无法有所修为，如同"腐朽的木头没有办法雕琢，粉烂的土墙没有办法再用泥来抹一样"。因过去的墙是土的，年月既久则土墙的土便粉散而脱落下来。这种脱落一般先见于墙基。人们将这样粉散的墙土收集起来，用水溶解，然后过滤，取出其中的液体，在锅里熬，熬后即出现白色的晶体，就是硝。取上面带芒的硝以作药用，是谓芒硝。余下的硝配以 0.2 份的硫黄、0.3 份的木炭，均匀碾压成黑色粉末，即为黑火药。芒硝既产于土墙之下，故尤善治疗人下焦病证。土墙原本坚固，有了芒硝则分散而松软，墙土为之而落下。土合于人之脾胃、饮食，故此物擅长治疗水谷之积聚。坚得之而软散，可见其具有软坚散结之长，故《神农本草经》谓其"涤去蓄结饮食，逐六腑积聚，结固留癖"，张仲景用之治疗大便干燥而难排下之便秘。故凡痰、食聚结于下，芒硝主之。

18. 竹茹

《内经》曰："胆者，中正之官，决断出焉。"所谓中正者，不偏不倚，秉其正直之性而有明辨歪斜之能。以其正直不偏，故可明断是非，直其曲而正其枉，故主于决断。譬之以朝中五官，乃如大理寺正卿，乃如公检法系统，主法律之解释、主官司之判决者也。此等官职堪与将军同类齐观。中医将其与肝同列，而互为表里。肝胆属木，而肝为阴，阴主升，则可疏脾；胆为阳，阳主降，则可疏胃。胆为中精之腑、中正之官，相当于公检法系统。其有犯上作乱、践法为逆之辈，违忤规矩、妄为越制之举，则由中正之官决而判之，抑而折之，故胆可降逆。以中药而论，胆家之药当首推竹茹。盖竹茹者，竹之中皮。竹之性刚而直，将军之比；不偏不倚，是为中正；遭遇金秋而不改其青，善处湿热之地而固其土者——竹茹秉木气之盛由是可知。木有肝胆之分，肝主升而胆主降，肝为脏而其中则实，胆为腑而其中则虚。竹茹乃竹之皮，竹本中空，故属于腑。竹茹既属于胆腑，乃木中之降药，故主呕吐。湿热者，土之气，此药既秉胆木之气，自能疏土；痰乃土家之实，此药疏土而降，故善化痰。有病湿热、痰浊者，其人头昏蒙，当用斯药；其人胆小、无端害怕，当用斯药；其人心乱，遇事则不知所措，当用斯药。竹茹中空，直上直下，善通，余临证时遇痰浊阻滞之证，每加竹茹，不惟化痰，且以通闭也。

19. 旋覆花

旋覆花生于湿地，其色青黄，入脾胃肝胆者也。其味苦，嗅之或可觉。生于湿地，制湿而用之，味苦可以燥湿，入于木土而祛湿，故为痰湿之要药。其药为花，花开植株之顶，物极必反，极上则降，故该药可自巅顶而下降者也。张仲景用旋覆代赭汤治疗"噫气不除，心下痞硬"，以其降气化痰和胃也。《本草别录》曰："消胸上痰结，唾如胶漆，心胁痰水。"《药性论》谓其"逐大腹，开胃，止呕逆不下食"，明确记载了其化痰、和胃、降浊之功。

20. 海浮石

海浮石本为浊物，而其质地特轻，置之于水中则浮，故名海浮石。因其质地轻而浮，故有升浮浊物之功。有痰浊黏稠而不易咯出者，用之则易咯出矣。此为化痰药中之涌吐之品也。若配合远志以稀释痰涎，则胶黏之痰浊不难出矣。但痰浊为阴，当以降治疗为主，此涌吐一法，乃变法也。《内经》曰"其高者，引而越之"，"因其轻而扬之"，此之谓也。

21. 天麻

天麻生于凉爽湿润之地，有菌丝之处宜之。菌丝盛于长夏之时，以腐殖质为养料。湿润亦合于长夏，故天麻得土气也。然天麻喜凉爽，采于秋冬之时为佳。秋冬者金气，凉爽亦金气也。观天麻之质地，坚硬晶莹，如玉如金。天麻之性平得金气，味甘得土味，故天麻乃基于土，化为金之物也。金土之性与风木为对宫，故此物善于平风木之亢厉也。痰属于土家之实，金生则土消，故欲从土而化金，消痰以肃降，可选此物。《开宝本草》谓"主诸风湿痹、小儿风痫惊气"者，土金制风也；湿痹乃土壅，生金则土消降而痹除；"利腰膝，强筋力"者，肾主腰膝，金盛则生肾水也。

22. 大黄

大黄以四川产者为佳，俗称川大黄，因其色黄而带黑纹，故又谓之锦纹大黄。古有强弓劲弩，名之大黄。可见，其药善于攻伐，故又有川军之名。大黄为祛诸邪之代表药物。大黄嗅之气寒而苦，性凉可知。黄者而入于土，色带黑纹，黑乃水之色，气寒乃水之气，是药入于土，反有水性，水反制土，使之降下也。降而可下，泻土可知也。入土、味苦、可泄，故为决泻土实之要药；性寒而降，故为降中焦土家壅郁之上品。

痰 证 病 例 选

1. 痰阻中脘证

安某，男，53 岁。初诊时间：2003 年 7 月 19 日。主症：胸脘胀满，午前午后尤甚。伴有烧心、懊恼、大便溏、舌苔白腻、脉弦滞。曾在省二院就诊，经胃镜等检查，诊断为浅表性胃炎、十二指肠溃疡。此乃中医之痰积中焦，木为之郁。痰为土实，午前午后火土主时，故见症状加重。处方：枳实 15g，厚朴 10g，清半夏 10g，桔梗 10g，苏子 10g，黄芩 8g，陈皮 8g，焦神曲 10g，鸡内金 7g，广藿香 8g，竹茹 13g，苍术 8g。1 周后脘已舒，大便近于常。加瓜蒌 15g，薤白 10g，麦芽 10g，炒莱菔子 10g，去陈皮，继服 2 周痊愈。

2. 痰向外透证

周某，男，51 岁。初诊时间：2000 年 5 月 13 日。主因胸痛引背来诊。苔白腻，脉浮弦，略滑数。此为胸痹。处方：瓜蒌 15g，薤白 10g，清半夏 10g，桔梗 10g，苏子 10g，海浮石 8g，茵陈蒿 15g，广藿香 8g，秦艽 8g 等。5 剂后，胸背部起皮疹，状如带状疱疹，胸内痛消，仅有外痛，脉弦浮已不明显。据证略作加减，继服 6 剂病愈。

3. 痰致荨麻疹证

秦某，女，29 岁。初诊时间：2000 年 6 月 3 日。因秋得荨麻疹，迁延不愈 12 年，现每晨发作来诊。伴小腹部痛胀、痛经、腰痛、腿乏力、脉沉滑。此属痰蕴结于内，晨时欲借天时外透而难彻，故致如斯。处方：茵陈蒿 15g，陈皮 8g，广藿香 8g，桔梗 10g，蝉衣 8g，秦艽 8g，生麦芽 10g 等。初服疹增多，6 剂后疹减少，继服 12 剂病愈。

4. 痰浊侮肝，胆小不决证

张某，女，24 岁。初诊时间：2000 年 5 月 6 日。主症：遇事判断迟缓，胆小，无缘无故心中害怕。兼见两膝无力、眼黑、月经先后无定期。此属痰浊为患，肝胆受侮。肝主筋，膝为筋之腑；肝开窍于目；肝主疏泄而与月经关系密切；肝主谋虑，胆主决断，故见上症。此为罢极失准证。处方：桑寄生 10g，竹茹 13g，川断 10g，茵陈蒿 15g，麦芽 10g，当归 12g，鸡血藤 30g 等。治疗 3 周，遇事判断变快，胆亦变大，不觉害怕。月经亦按时来潮，眼、膝症状亦消失。

5. 痰作痫证

周某，女，33 岁。初诊时间：1997 年 9 月 5 日。主症：痫证，每约 4 月发作 1 次（小时候无此病），发则跌扑不知人，口吐涎沫，肢体抽。伴有腰痛、头时发跳动，寸脉滑，关以下弱。此为上有痰涎蒙窍，下有肾虚之证，痰为土实，克伐肾水，水亏对土亦欠制约，故痰涎与肾虚互为因果。治疗当补肾以化痰。处方：生地黄 15g，玄参 12g，茯苓 12g，泽泻 10g，茵陈蒿 15g，鸡血藤 30g，加化痰药。3 个星期后停药。2000 年 6 月 17 日复因带下、痛经来诊，告曰：药后至今痫证未再发作。

6. 痰致小儿哮喘证

秦某，男，1 岁半。初诊时间：2000 年 4 月 16 日。主因屡发哮喘来诊。伴有涕浊、大便干而便前先下水、易感冒。听其喉中痰声辘辘，状如猫之喉中声音。处方：苏子 10g，桔梗 10g，黄芩 8g，麻黄 5g，炒杏仁 8g，茵陈蒿 15g，蝉衣 8g 等。服后发热，体温高达 40℃ 以上，服退热药温度不减，旋后汗出，喉中痰鸣之声遂消。后数年间曾因发热等疾病多次来诊，诉哮喘至今未发作。按：此哮喘本因风寒与痰浊相搏结，闭阻于内而成，今以药外托其邪兼化其痰，正得助而与邪交争，故而发热，退热之治自是不当。退热而热不减者，乃退热药本伤正气，此患儿虽屡受药物之戕斫，但所幸其正气未因药而衰。一俟药物扶助，奋起而驱邪，故终将邪气推出于外，病因之而愈。此以汗法治疗痰证之病例也。

7. 痰滞心脉、伤肾证

谷某，男，43 岁。初诊时间：2000 年 11 月 18 日。主症：每夜盗汗且胸闷如死，咽中不适如石灰烧灼。脉浑尺弱，略数，苔腻。尺弱盗汗者，肾虚也；胸闷如死者，痰从胃土上至于其大络，心脉为之阻滞，治以宽胸化痰通脉。处方：瓜蒌 15g，薤白 10g，郁金 15g，桔梗 15g，清半夏 10g，苏木 8g，川芎 10g，地龙 3g 等。6 剂症减，脉变弦细略滑。据证略作加减，继服 7 剂，浑脉变滑，胸闷消失，盗汗已止。因有泛酸，据证略作加减，再服 7 剂而愈。

8. 痰火内郁治以攻导病例

徐某，女，63 岁。初诊时间：2000 年 7 月 9 日。主症：咽中塞，1 个月内感冒数次，腹胀，便秘而不干，溏而不爽，腰痛，苔黄腻，脉伏而滞。处方：枳实 15g，厚朴 10g，三棱 8g，莪术 8g，清半夏 10g，苏子 10g 等。6 剂后无反应，症状如前。余思诊治无误，继服 6 剂。服后脉变沉滑，感冒次数减，频欲大便，仍欠畅，加川大黄 8g，浙贝母 8g（碎），广藿香 8g。7 剂后已不感冒，腹胀消，大便通畅。按：感冒当先治表，而此感冒实因痰热内蕴，热则招致风寒。病之本在内，若徒攻其表仅可祛风，痰在内之结聚不得除，病之根则无由除，病必不愈。此不先治表，反先攻里，根本一拔，宿疾遂消。

9. 痰致痴呆证

袁某，女，68岁。初诊时间：2000年7月9日。症见精神呆滞、反应迟钝，若问之良久乃答，或回答欠准。兼见头蒙，不欲食，脉滑甚，舌尖红，苔偏腻。此痰浊作祟，肝受其侮，肝本主谋虑，今受邪而谋虑不佳，故有此证。此为罢极失准证。治以石菖蒲10g，黄芩10g，桔梗10g，苏子10g，地龙6g，竹茹12g等。服药后症状渐减。随证加减，6个星期后，反应几如常人。10月因他病再次来诊，痴呆未再反复。按：痰伤肝而谋虑障碍，此类疾病并不少见。

10. 痰阻肝胆经病例

王某，女，48岁。初诊时间：2000年6月24日。主因右下肢循肝经、胆经拘急窜痛，经前加重来诊。伴有脘腹不适，经黑有块，苔腻，脉沉滞而实。处方：苏子10g，竹茹13g，鸡血藤30g，郁金15g，地龙3g，枳实15g，厚朴10g等。后随证加减，脉渐变滑，症渐减轻，3周病愈。

11. 痰作狂证

常某，男，66岁。初诊时间：2000年12月24日。患者素有痰喘之疾，1个月来每近午及午后则加重，近日因对堂弟不满，遂至街上叫骂，入夜亦不休，终日少寐，狂躁不安。望之，两目炯炯如喷火；闻之，言多声高而不伦；脉之，滑数而弦。此痰火内郁，上扰心神，神明受蒙而是非莫辨，将军失于谋虑，而妄言妄语，暴怒叫呼。处方：瓜蒌15g，海浮石8g，黄芩8g，桔梗10g，清半夏10g，苏子10g，川大黄8g，生石膏12g。服药2周而愈。

12. 痰作癫证

邱某，女，65岁。初诊时间：2002年1月14日。主因家事不遂，心情抑郁，遂发癫疾。症见两目惺忪，如困如醉，时不识人，喃喃独语，语无伦次，10日不大便，面赤，舌红苔厚，脉滑。此属痰内郁而生火，痰火扰神。治当清痰降火，开窍醒神。处方：瓜蒌15g，浙贝母8g（碎），桔梗15g，川大黄8g，旋覆花10g，生石膏12g，芒硝8g（冲）。3剂后大便通下，独语已休，加石菖蒲10g，黄芩8g，竹茹13g等。继服7剂而愈。11月30日因生气后复发，糊涂，时时走错门，认错人，偶有妄语，继用原方化裁而愈。

13. 痰发紫癜证

裴某，男，6岁。初诊时间：2000年12月24日。患儿先见咳嗽、吐痰，继发紫癜，腰以下为甚。西医用激素治疗后，尿蛋白（＋＋），满月脸，家长惧怕并发他证，故而求中医治疗。患儿偶咳，吐痰，苔黄腻，脉滑数而尺弱。

此本属风入内与湿相结而不去，于是蕴而化热，热与湿搏结而成痰，痰热入里则动血，欲外出而成紫癜。治疗当因势利导、托邪外出，西医之免疫抑制剂，大率乃抑遏之品，痰热不得发越，郁结于里，故而伤肾，肾不藏精，蛋白于是下溜而失。当此正虚邪实之际，治疗当扶正以祛邪。处方：生地黄 15g，黄芪 10g，怀山药 12g，瓜蒌 15g，苏子 10g，竹茹 13g，地榆 10g 等。每周 4 剂，其间随证略作加减。至 2001 年 2 月 3 日复诊，尿蛋白转阴性，紫癜彻底消失，脸庞变为正常，仍有轻度咳嗽，加茵陈蒿 15g，桔梗 10g，清半夏 10g，以调理善后。

14. 风痰互结阻塞鼻窍证

韩某，男，21 岁。初诊时间：2001 年 3 月 10 日。患者因 3 年前感冒后鼻塞不通，在西医院就诊，诊断为鼻窦炎，行穿刺 7 次，每次穿刺后不久即鼻塞如初。诊其脉，弦细而滑，苔偏腻。此原为风邪作祟，由窍犯肺而致。但风本易散，其所以迁延而不去者，以其与痰湿相搏也。治当化痰开窍，扶正以祛风。处方：党参 10g，怀山药 15g，石菖蒲 10g，广藿香 8g，苏叶 8g，桔梗 10g，苏子 10g，麻黄 5g，茵陈蒿 15g 等。嘱患者将药先浸泡 1 小时，武火煎 15 分钟，取药汁。加水复煎，文火，再煎 30 分钟，兑匀，分 2 次服。2 周后，患者状如感冒，发热，随后汗出，汗后鼻窍已通。

15. 痰热伤肝肾证

耿某，男，24 岁。初诊时间：2001 年 4 月 20 日。主因食则大便、纳呆、手颤、多汗、目昏、嗜卧来诊。察：脉滑甚、尺弱，苔腻。此属于痰热伤肝肾。盖痰为脾土之实证，土既实则下乘肾水，肾水既伤而见尺弱；水不涵木，风动而手颤；食入助土，激起肝之疏泄，故食则大便；肝亢有痰故纳呆，痰阻伤肾而嗜卧，肝火痰浊而目昏。治当化痰以祛浊，益肾以平肝。处方：桔梗 10g，瓜蒌 15g，苏子 10g，竹茹 13g 以化痰；黄芩 8g，杭白芍 15g，乌梅 10g 以调肝；生地黄 15g，怀山药 15g，五味子 10g 以益肾。每周据证略作加减，症状渐渐减轻，3 周而病愈。

16. 痰致厥证

张某，男，11 岁。初诊时间：2000 年 12 月 3 日。主症：先见胸闷、稍痛，两腿乏力，神疲，继而厥，仆倒而不能动，不能言语，移时（时间长短不定）恢复，而见疲乏，1 日数次，发作时间不定。曾在多家医院诊治，经 B 超、脑电图、CT、磁共振等检查，未能作出诊断，先后住院治疗 2 月余，效果不著。察：患者面黄而白，体偏瘦，纳呆已久，脐周多点压痛，脉浑略数而力度不均，舌苔白腻而牢结于舌。发作时脉搏达 110 次/分钟之多，体温略高，约 37.3℃，伴有头痛足凉。该患者症状复杂，一时难以理清头绪。余思之良久，乃悟：诊病当抓其纲，所谓"知其要者，一言而终"。此患者家庭条件甚优，必多膏粱厚味，而致痰浊酿生，故见如此之舌苔；痰浊中阻，故而纳呆；日久正气亏乏，气血不畅，故见脉浑而力度不均；脐周疼痛，乃由气机阻滞而致，脐周之天枢穴属胃经，乃斡旋上下之要穴，今受痰阻而不通，甚则致厥。《内经》所谓"阴阳气不相顺接"是也。头痛、腿凉而乏力，正是厥证发作前后之表现。治疗当先祛痰导滞。处方：苏子10g，瓜蒌15g，桔梗10g，川贝母7g（碎），三棱8g，莪术8g，再加消导药。7剂后发作次数减少，有时1天2次，有时1天不发作。因患者病来也渐，正虚必彰，治疗应进一步扶正、调理气机，据证略作加减。加入党参10g，怀山药15g，地龙3g，代赭石粉30g。2周后，脉变滑而均匀，苔大部褪如正常，继加土鳖虫5g，石菖蒲10g等以搜邪通络。2周后病彻底治愈，迄今未再发作。

17. 痰激发肝急证

常某，男，74岁。初诊时间：2001年2月24日。患者3个月前头晕欲仆，被人扶住。遂见下肢颤抖、拘急而不能行走，伴有不寐、便秘而频欲如厕、小便不畅，脉弦滑、尺弱，舌苔腻。脑CT报告：脑萎缩。此因痰湿内蕴，故见苔腻、脉滑；痰属土，肝受激发而急，故见眩晕，晕甚则欲仆；肝苦急，故见拘急、颤抖；痰在而肝欲疏泄之，故见频欲如厕；但肝急疏泄必难，故二便不畅，畅则痰被导出，此患消失矣。治疗当先因势利导以祛痰导滞。处方：瓜蒌15g，苏子10g，桔梗10g，枳实15g，厚朴10g，三棱8g，莪术8g等。2周后，脉弦减，已能独自行走，仍拘急，加入和肝缓急之品，杭白芍15g，薏苡仁15g，生甘草15g。服后下肢已觉松弛，二便较畅。再加怀山药15g，黄芪10g以补虚善后。

18. 痰阻四肢证

张某，男，64岁。初诊时间：2001年2月11日。主因肘、膝以下酸楚，不能久行就诊。脉浑滑，苔白腻。此为痰湿内蕴、脾实不达于四肢所致。处方：苍术8g，陈皮8g，广藿香8g，苏子10g以化痰；枳实15g，厚朴10g，地龙3g以通调气机；竹茹13g以木制土而化痰。2周后脉滑而不浑，苔腻减，症状减轻。加鸡血藤30g，丹参10g畅气血，再服2周而愈。

19. 痰作奔豚证

杜某，女，33岁。初诊时间：2001年9月8日。患者素有头晕、便秘，近半年多来，月经三四月一行。近日觉胃中有物上行，至咽而塞，塞则痰多，如不能出气，感觉要死。脉弦细弱，略数，舌淡苔腻白。此症状极似《金匮要略》所描述之奔豚证。但彼为从少腹上至心，此为从胃上至咽喉。在气机之逆乱上冲方面，则理无二致。张仲景创设奔豚汤，意在平肝和胃。本证乃冲脉之逆乱，而冲脉丽于阳明而关乎肝。此与本证之机理一致。患者苔腻、痰多，痰证无疑；冲脉不和，逆而上冲，至于咽喉，气机阻塞于此，故有发作欲死之感觉；月经尤关乎肝经、冲任，今肝胃不和，冲脉逆乱，故月事失常；便秘者，胃不能顺利降浊，浊之淤积，乃是病根。治当先和胃化痰降浊，再和肝以收功。处方：清半夏10g，桔梗10g，瓜蒌15g，苏子10g，茯苓12g，厚朴10g，代赭石粉30g，广藿香8g等。1周后奔豚不再发作。据证略作加减，加入养血和肝之品而痊愈。

20．痰瘀伤肾证

张某，女，50岁。初诊时间：2001年7月20日。患糖尿病、高血压多年，曾因眼底出血而双目失明。近1个多月下肢、面部、腹部皆有明显肿胀，曾在县医院住院治疗半月余，输白蛋白等药，症状减轻，因财力不支出院，出院后2天即复发如初。就诊时观：其人面黑，脉沉滑而尺弱，苔白腻，勉强平卧，大便5日未行。此病情重而复杂。患者开饭店多年，膏粱厚味酿生痰浊，而发糖尿病（糖者，味甘，土之味也；糖尿病为土之有余，为痰浊），痰浊阻滞于脉，气血因之而不畅通，血压高，气血阻遏，旁溢而致出血；痰本土之实证，土有余则乘伐肾水，肾为之亏，肾伤不能主水，水泛滥而为肿。治当先化痰以泻其浊。处方：苏子10g，桔梗10g，清半夏10g，泽泻10g，薏苡仁15g，萆薢7g，槟榔片8g，赤芍药10g，益母草12g，地龙3g等。1周后面肿消，大便通畅。据证略作加减，2周后腹部肿消而舒服，下肢略有肿胀，加补肾之品以收功。至2002年2月15日随访，基本未再服用他药，除仍有目盲外一切感觉正常。

21．痰浊伤肾，肾不纳气作喘证

谷某，女，23岁。初诊时间：2001年7月28日。患者阵发喘促短气，悲则甚，脉滑而浮，尺弱。此因痰浊内蕴，故见滑脉，复受风邪，与痰浊相搏，留而不去，随气上下，下而碍气，气不得归根，故发喘促；气上则无碍，故无喘。治当先托其邪气。处方：海浮石8g，苏叶8g，广藿香8g，秦艽8g，桔梗10g，蝉衣8g，党参10g，茵陈蒿15g等。2周后喘促短气不再发作，脉浮滑减轻，尺弱仍明显，加五味子10g，怀山药12g，代赭石粉30g以善后。此后身体良好。12月29日因感冒再发短气、咳嗽、吐痰，复来就诊，用祛风化痰药又愈。

22．痰热作丹毒证

付某，男，23岁。初诊时间：2001年6月23日。患者右腋下皮肤发红，色鲜，如核桃大一片，白细胞 17×10^9/L，脉滑数弦，苔腻。处方：土贝母10g，瓜蒌15g，桔梗10g，秦艽8g，地榆10g，牡丹皮10g，白鲜皮10g，紫草

7g，山栀子 7g，知母肉 8g 等。2 周后皮色正常，但硬。据证略作加减，加凉血养阴之品而愈。

按：丹毒一证西医认为由感染所得，但临床所见往往找不到何人传来。同时，患病后所接近之人又一般不会被感染，故中医认为本病乃热蕴血分，外越而发。因热本易散，所以蕴结者，以其有痰恋之，故化痰散热治而获效。

23. 痰作痤疮证

司某，男，21 岁。初诊时间：2001 年 8 月 18 日。患者面大部分散在痤疮，以两额为甚，大者如豆，小者如粟，脉滑。此为痰蕴于内，挟热外透，欲出于皮，当因势利导。处方：秦艽 8g，茵陈蒿 15g，白鲜皮 10g，土茯苓 10g，广藿香 8g，黄柏 8g，连翘 8g，桔梗 10g，瓜蒌 15g 等。1 周后症状大减，2 周病愈。

24. 痰溢肌肤证

张某，男，11 岁。初诊时间：2001 年 10 月 14 日。患者从颈至腹部一段皮肤粗糙如皴，其上散布较密小黑点。其初发时痒，发后亦痒，脉滑，舌苔白腻。伴有腹痛、头皮生白渣。此乃痰溢肌肤。处方：瓜蒌 15g，苏子 10g，桔梗 10g，清半夏 10g，陈皮 8g，厚朴 10g，广藿香 8g，白鲜皮 10g，竹茹 13g 等。1 周后，右胸胁处糙皮脱落，皮色恢复正常，腹痛消失。据证略作加减，继服 1 周，病愈。

25. 痰热动血证

齐某，男，33 岁。初诊时间：2002 年 1 月 5 日。患者因素日嗜酒，一次贪杯后呕出大量鲜血，在县医院救治后已不呕，但仍有黑便，色亮，烧心，食后则胃痛。诊其脉，滑甚。此为痰家伤血之证。酒乃五谷之精，其性湿热。湿热者，脾土之气，凝聚则为痰，痰即湿热。其治相类，今痰热仍扰动于胃脘，故有烧心；胃中本实，故食入则甚；痰热动血则黑便而亮，治当泻心清痰。师张仲景泻心汤之意而加清痰之品。处方：黄芩 8g，黄连 8g，川大黄 8g，地榆 10g，白及 10g，瓜蒌 15g，桔梗 10g，浙贝母 8g（碎）等。7 剂。先将药浸泡 1 小时，武火煎，沸 15 分钟，取汁。加水再煎 30 分钟，兑匀，温服，每日 1 剂。5 剂后大便恢复正常，食入已不痛，仍烧心。据证略作加减，继服 1 周病愈。

26. 痰饮留中，水入呃逆证

刘某，女，26 岁。初诊时间：2002 年 1 月 12 日。患者 1 个月前每至晨暮则脐周作痛，数日来喝水则呃逆。脉濡滑而右关下弦，舌苔白腻，伴腿乏力、易怒、白带多、脘痞胀。余思此证：白带者，即痰也；脘痞满者，痰之征也；气机阻滞则脐周疼痛（痛者，不通也）；晨则气上而升，暮则气下而降，今痰湿阻于中，气上下遇阻，故发疼痛；水者，阴之类也，入则助痰湿，气机更塞，故发呃逆；易怒者，痰阻中而肝失条畅，郁而受激惹则怒也。病之关键在于痰湿阻滞气机。处方：苏子 10g，香附 10g，广藿香 8g，乌药 8g，枳实 15g，厚朴 10g，清半夏 10g 等。服 2 周后，脉变细濡，脐周疼痛消失，脘痞满已不明显，喝水时极少呃逆。据证略作加减，加当归 12g，杭白芍 15g，鸡血藤 30g，党参 10g 等以扶正调肝，继服 1 周而病愈。

27. 痰滞下焦证

陈某，男，35 岁。初诊时间：2002 年 1 月 19 日。主症：极容易感冒、腿沉、阳痿、早泄、大便每日 4 次而不爽，脉弦滑而尺弱。此乃痰湿阻于下焦。下焦者，肝与肾是也。肾司二便，肝主疏泄，大便之排既关乎肾，又关乎肝也；前阴者，肝经所过，痰阻肝经则阴器为病；易感冒者，肝受病而疏泄失职，腠理因之而开合失度，风邪易侵故也。治疗当祛痰湿而扶肝。处方：薏苡仁 15g，厚朴 10g，苍术 8g，苏子 10g，乌药 8g，竹茹 13g，茵陈蒿 15g，北柴胡 8g，麦芽 10g，鸡血藤 30g 等。服后大便解下许多白黏冻状物，症状遂减。据证略作加减，继服 1 周而病愈。按：痰浊为阴，本以下溜为顺，今服药而下白黏冻，白黏冻即痰，痰浊下出也。

董某，男，59 岁。初诊时间：2004 年 6 月 12 日。患者因腰椎间盘突出症及尿路感染来诊。症见：尿频而疼痛，不畅，腰及左下肢疼痛，舌苔偏腻，脉弦滑实而硬。证乃痰积下焦。处方：瓜蒌 15g，竹茹 13g，桔梗 10g 以化痰；枳实 15g，厚朴 10g，三棱 8g，莪术 8g，槟片 8g，川大黄 8g 以导泻其积滞；木通 3g，白茅根 10g，地龙 6g 以通经；焦神曲 10g 以促中焦之化。服药 1 周而症减。继服 2 周以善后。

28. 痰湿阻隔阳明经证

张某，男，62 岁。初诊时间：2002 年 2 月 23 日。主症：左眼眶内侧下至迎香穴处疼痛，历久而不愈，曾多方治疗，终未见效。每日必用止痛药支撑。现已口服卡马西平 30 余瓶，每日不少于 3 次。洗脸、吃饭时均疼痛明显，以致不敢触及该处。脉弦滑。此病之初本为风寒内犯于膀胱经脉。膀胱经脉起于目内眦，寒性收引，聚水湿而成痰。两邪交阻，稽留而不去。阳明胃经起于鼻之交额中，旁纳太阳之脉，痰阻于斯，经气不通，故发疼痛。治当祛风化痰而通阳明。针攒竹、迎香、外关、风池、合谷等穴。处方：白芷 8g，广藿香 8g，石菖蒲 10g，地龙 3g，薄荷 8g，麻黄 4g，生石膏 12g，细辛 3g，党参 10g，蝉衣 8g，黄芩 8g，北柴胡 6g，茵陈蒿 15g，羌活 7g。嘱其减少止痛药剂量。1 周后主诉：胀甚，夜痛加。此为正气来复，欲驱邪而力不充。嘱其再减止痛药，或停之。针如前，方中加入生甘草 12g，升麻 5g 以扶正升托。再服 4 剂后，出浊涕许多。痰邪被正气驱出，故胀痛大减。继服 1 周病愈。4 月 28 日感冒后轻度复发，据证略作加减再服 1 周，至今未再发作。

29. 痰侮木郁滞证

李某，男，53 岁。初诊时间：2002 年 6 月 30 日。患者有糖尿病 7 年，现腰痛，目胞肿，尿多余沥。他医皆补肾，无效。余察其面赤，脉浑滞，左弦。虑此初为痰湿，以其本为膏粱厚味所发。痰邪稽留，土实侮木，故见目胞之肿；痰邪下溜，阻滞于阴器，疏泄不畅，故见尿之余沥。盖前阴者，宗筋所聚，土家所合，功在疏泄，故发是证。他医唯见腰痛便谓肾虚，不知肝主筋，筋病而腰亦痛也。处方：黄芩 7g，郁金 13g，鸡血藤 20g，川芎 10g，牡丹皮 10g，赤芍药 10g，北柴胡 6g，生麦芽 10g，苏子 10g，地龙 5g，土鳖虫 5g，竹茹 13g。1 周症减，2 周痊愈。

30. 痰湿侮肝胆证

王某，女，66 岁。初诊时间：2002 年 6 月 1 日。主因数日前厥仆来诊。患者素日胆小，思虑事情慢，遇到事情则心乱而拿不定主意。食辛辣则难以忍受。数日前厥发而仆，尚可知人，无鸣叫、抽搐。脉弦，右大，左滑，尺弱。形体肥胖。脉滑形丰，痰湿证也；胆小者，肝胆之弱，食辛则肝木受伐，故难以忍受；尺弱者，不唯肾虚，肝虚亦然，以肝肾同主下焦也。处方：杭白芍 15g，当归 12g，炒山楂 10g，麦芽 10g，鸡血藤 30g 以调养肝木；苏子 10g，瓜蒌 15g，清半夏 10g，桔梗 10g，枳实 15g，厚朴 10g，竹茹 13g 以化痰降气。5 剂症减，思虑变快。继服 6 剂痊愈。

31. 痰湿侮肝阳痿证

卢某，男，23 岁。初诊时间：2002 年 4 月 22 日。主因酒后发阳痿、睾丸痛、阴囊潮湿、恶心、吐涎就诊，脉滑甚，略数，肝脉不弦。肝经绕阴器，此痰湿伤肝甚明。治疗当化痰兼益肝。处方：瓜蒌 15g，桔梗 10g，清半夏 10g，黄芩 8g，苏子 10g，地龙 3g，鸡血藤 30g，楮实子 10g，枳实 15g，厚朴 10g，竹茹 13g，北柴胡 8g。服药 3 周病愈。

32. 痰热阻于胞宫不孕症

魏某，女，28 岁。初诊时间：2001 年 4 月 15 日。主因婚后 3 年余不孕来诊，伴有左下腹疼痛、黄白带下、量多、痛经，脉濡数，苔偏腻黄。处方：黄芩 8g，地榆 10g，薏苡仁 15g，杭白芍 15g，茵陈蒿 15g，地龙 3g，瓜蒌 15g，桔梗 10g，石菖蒲 10g，鸡血藤 30g。服药 3 周。8 月 4 日，亲戚来求余看病称：魏某孕近 3 月。

33. 痰湿所致男性不育症

张某，男，24 岁。初诊时间：2002 年 4 月 6 日。主因婚后 2 年不育，妻子月经正常，妇科检查正常来诊。伴有脘痞、苔腻、脉弦滑而弱。检查：

TESTO：2.7（正常应在 3.9 以上）。处方：苏子 10g，竹茹 13g，地龙 3g，枳实 15g，厚朴 10g，石菖蒲 10g，苍术 8g，乌药 8g，怀山药 12g，鸡血藤 30g，黄芩 8g，地榆 10g。服药 2 周后停药。6 月 1 日报：妻子已经怀孕。

34. 痰致晕厥证

卢某，男，31 岁。初诊时间：2002 年 3 月 10 日。主诉：近期常于夜间小便时厥仆，厥则倒地，不省人事，移时方醒，无抽搐及鸣叫，脉滑弦，左尺弱。此因痰湿阻隔于下，排尿时气欲下而不得，反厥于上，故发是证。处方：枳实 15g，厚朴 10g，清半夏 10g，桔梗 10g，苏子 10g，瓜蒌 15g，焦神曲 10g，麦芽 10g，地龙 3g，竹茹 13g，鸡血藤 30g。服药 3 周后病愈。随访 1 年未再发。

刘某，女，51 岁。初诊时间：2004 年 2 月 28 日。患者主因近日时发厥仆不知人来诊。其发作过程：先觉全身乏力，继而心中懊恼，随后厥仆而不知人。其发无定时，兼见纳呆，脉滞涩，左脉尚有滑象。考虑痰阻于中，气血不通，阴阳之气上下不相顺接，故厥。处方：清半夏 10g，苏子 10g，瓜蒌 15g，竹茹 13g 以化痰；地龙 6g，石菖蒲 10g，川芎 10g 以开通；鸡血藤 30g，丹参 10g，苏木 8g，赤芍药 10g，牡丹皮 10g，合川芎以活血。疏方 7 剂，每日 1 剂。服药 1 周，纳增，脉见弦（木来疏），厥未发作。随证化裁，第 2 周、第 3 周各发 1 次，但时间甚短，脉始转滑利。第 4 周未再发作。第 5 周起，减药量为 2 日 1 剂，化裁其方，中有间断，服药至 7 月 4 日，终未发作。

35. 痰湿重证

张某，女，50 岁。初诊时间：2002 年 3 月 10 日。患者有糖尿病 10 余年，38 岁断经。近日脘痞，面黧黑而肿，下肢明显水肿，少尿，胸腹满闷，难以平卧。曾住院 20 日，诊断为糖尿病合并心肾衰竭，输白蛋白等症状减轻。因无力承担药费而出院。出院 3 天，病复如初，故来就诊。诊见脉滞，尺弱，苔腻。此为痰湿肆虐，实心，伤肾，阻滞气血。处方：枳实 15g，厚朴 10g，清半夏 10g，桔梗 10g，苏子 10g，瓜蒌 15g，川大黄 8g，益母草 12g，地龙 3g，槟榔片 8g，茯苓 12g，泽泻 10g，竹茹 13g。1 周后症状减轻，可以平卧。3 周后诸症若失。

36. 痰伤骨而致振掉证

董某，男，34 岁。初诊时间：2002 年 3 月 10 日。主症：小腿凉而乏力，走路不稳而摇颤，飘飘然若无根，酒后更甚。苔腻，脉滑略沉。《素问·脉要精微论》曰："骨者，髓之府。不能久立，行则振掉，骨将惫矣。"此因痰邪作祟，土伤水，骨以是而弱，故见该证。处方：枳实 15g，厚朴 10g，清半夏 10g，桔梗 10g，苏子 10g 以化痰；桔梗 10g，茯苓 12g，金毛狗脊 10g，楮实子

10g 以补肾强骨。1 周后症状减轻。

37．痰热伤肝证

朱某，女，63 岁。初诊时间：2002 年 2 月 16 日。患者脘痞，左下肢胀痛至膝，小便急，大便难，多梦，双足凉，2 月 3 日曾晕厥 1 次。苔黄腻，脉滑，右尺弦紧。此痰热中阻，肝受其激，亢而上逆，故下之足凉而上之梦多；上之甚则厥，肝热则气胀。治当清化热痰而降之。处方：黄芩 8g，瓜蒌 15g，桔梗 10g，广藿香 8g，浙贝母 8g（碎），旋覆花 10g，竹茹 13g，焦神曲 10g，川牛膝 12g。1 周后脘之痞下移至腹。继服用 2 周痊愈。

38．痰热气虚证

卢某，男，48 岁。初诊时间：2002 年 2 月 23 日。患者头沉而痛，腰脊正中沿督脉冷，全身热，烧心，腿乏力。舌尖红，苔黄腻，脉芤。分析：烧心、苔黄腻、身热者，痰热也；头沉、腿乏力、督脉冷者，阳气虚也。两者似乎矛盾，但患者气虚则容易生痰；痰既生又容易损伤气机，故见气虚与痰热夹杂。处方：黄芩 8g，广藿香 8g，茯苓 12g，薏苡仁 15g，党参 10g，怀山药 12g，白扁豆 15g，焦神曲 10g，麦芽 10g，竹茹 13g，苏子 10g。3 剂后症状减，继服 3 剂后，患者因怵服汤药而停药。

39．痰湿痹脉证

卢某，女，63 岁。初诊时间：2002 年 2 月 2 日。患者原有慢性胃炎，后成胃溃疡。现经胃镜检查，定为溃疡瘢痕期。症状：恶心、纳呆、口干、上腹痛、下肢一块疼痛。脉滞涩，苔厚腻。此恶心、纳呆、脘痛等症原为中焦之痰湿所致，痰湿既成，上达于心脉，故见其余诸症。《素问·经脉别论》曰："食气入胃，浊气归心，淫精于脉。"详此浊气，论其常则指谷气之正者，养人之精微者是也；言其变则指痰。盖邪与正多可互变。精微太过即成痰也。今痰至于心而及于脉，故见脉来涩滞；痰阻于经脉故见一块疼痛。处方：焦神曲 10g，麦芽 10g，鸡内金 7g，茯苓 12g，枳实 15g，厚朴 10g，清半夏 10g，桔梗 10g，苏子 10g，竹茹 13g，广藿香 8g。3 剂后，大便下许多黏冻状物，恶心遂减。据证略作加减，继服 10 剂，脉转浑滑，诸症大减。加入郁金 15g，丹参 10g，苏木 8g，鸡血藤 30g 等活血之品，继服 10 剂痊愈。

40．痰湿上下，蒙肿交替证

李某，女，47 岁。初诊时间：2002 年 5 月 4 日。患者主因头蒙与下肢肿交替发生来诊。发时先心中难受，继则头蒙；头蒙减则腰酸而痛，下肢遂肿。两者交替，而无定时。脉伏而滞，苔白。此为痰湿在内，随气上升至于头，以致头蒙；随气下降至于肾，以致腰酸痛而下肢肿。治当除湿化痰，由上而下之，由下而出之。处方：茯苓 12g，泽泻 10g，薏苡仁 15g，厚朴 10g，怀山药

12g，苏子10g，旋覆花10g，黄芩8g。6剂后头蒙减。加秦艽8g，益母草12g，地龙3g，鸡血藤30g。继服12剂痊愈。

41. 痰湿致冠心病并发心律不齐证

李某，男，62岁。初诊时间：2000年5月5日。患者患冠心病多年，并发心律不齐，动则气喘、胸闷，脉促，左关弦滑，舌淡，苔滑。中医诊断：胸痹，为痰湿阻滞心与脉所致。处方：瓜蒌15g，薤白10g，枳实15g，厚朴10g，清半夏10g，苏子10g，茯苓12g，丹参10g，苏木8g，黄芩8g，焦神曲10g，浙贝母8g（碎），生姜3片。服药2周后，患者心律变规整，但咳嗽、吐痰晨甚，动则气喘，脉弦滑。此为木来疏土，痰欲外出，故见脉弦滑；晨时木盛，故吐痰而晨甚。上方加茵陈蒿15g，竹茹13g。继服2周，痰减少。去茵陈蒿，加五味子10g，茯苓12g，怀山药12g，代赭石粉30g。继服1周，喘减停药。

42. 痰湿所致结核性胸水证

马某，女，16岁。初诊时间：2000年9月15日。患者1年前被诊断为肺结核，用西药治疗，2周前复查发现胸水：左胸膈角模糊，胸水深3.4cm，苔白腻，脉滑实。处方：瓜蒌15g，枳实15g，桔梗12g，清半夏10g，苏子10g，茵陈蒿15g，厚朴10g，茯苓12g，黄芩8g，乌梅10g，炒葶苈子8g（包煎），生甘草6g，竹茹13g，广藿香8g。10剂后，胸水降为1.6cm，苔厚腻，脉滑。原方去茵陈蒿、乌梅、甘草、葶苈子，加浙贝母8g（碎），炒麦芽10g，薏苡仁15g。继服10剂，胸水近于消失，大便干，加沙参12g，地龙6g，怀山药15g。继服2周痊愈。

43. 痰致不寐证

赵某，女，70岁。初诊时间：2001年6月22日。患者主因不寐就诊。诉每日仅睡4小时，且睡不深熟，头晕，呃逆，大便2日一行。诊其脉弦硬，望其舌，苔中间及后部腻。俗医遇不寐之证，恒选安神养血之品，如炒枣仁、柏子仁等。余思此患，不寐之因在于痰湿上扰心神。治病必求其本。处方：瓜蒌15g，浙贝母8g（碎），清半夏10g，苏子10g，桔梗10g，枳实15g，厚朴10g，焦神曲10g，旋覆花10g，黄芩8g。7剂后，呃逆止，大便1日1次，寐随之而改善，每日可达6小时以上。观此方，未用一味养血安神之品，而神安者治本之效也。

又，2002年3月至4月又用化痰之法治不寐证。患者不寐多年，每日必赖安眠药入睡，余未用一味安神药，治疗4周痊愈。

44. 痰欲作脑血栓证

刘某，女，43岁。初诊时间：2001年5月4日。患者右侧上下肢麻木，左足亦麻，健忘，头晕，脉沉而滞，关弦，尺弱，苔略黄腻。患者形体丰腴，血脂平素即高。此为痰上阻于脑，大经势欲阻塞，脑血栓之前兆。余曾见此脉之病人多名，半数以上均在半年内发作脑血栓，故嘱其赶快治疗。处方：清半夏 10g，苏子 10g，枳实 15g，厚朴 10g，桔梗 10g，瓜蒌 15g，地龙 3g，竹茹 13g，郁金 15g，王不留行 8g（炒），黄芩 8g，丹参 10g，苏木 8g，土鳖虫 5g。7 剂后已不觉麻，再加牡丹皮 10g，赤芍药 10g，怀牛膝 15g，以增大活血之力。服药 7 剂而安。

张某，女，46 岁。初诊时间：2004 年 9 月 25 日。患者自觉右肢憋胀，右侧口角麻木，耳响，太阳穴疼痛，兼见脘痞、头蒙、困倦、便秘，脉滑洪而数。曾在县医院检查：血液黏稠。此因痰盛欲阻，将发脑血栓，故见脉滑、肢胀、口角麻木、太阳穴疼痛。脉见洪数者，因正邪交争也。脘痞、头蒙、困倦者，痰阻之象也。处方：瓜蒌 15g，清半夏 10g，苏子 10g，桔梗 10g，竹茹 13g 以化痰；旋覆花 8g，川大黄 8g，枳实 15g，厚朴 10g 以降浊；黄芩 8g，山栀子 8g 清之、疏之、通之。治疗 1 周，大便变畅，口角不麻，太阳穴不疼痛，但仍时有不适，下肢憋胀减。3 周后诸症皆消。

45. 因痰致瘀，股骨头坏死证

温某，男，51 岁。初诊时间：2000 年 12 月 8 日。患者右股骨头坏死 2 年余，现行走难达百米，不能上下楼，右髋部疼痛，关节发僵。X 片报告：右髋关节变形，有裂变，股骨头囊性病变，密度不均。脉缓滑，尺弱，舌苔腻而灰黄，纳呆。细询患者并无激素应用历史，只是嗜好饮酒，每日至少 1 次。酒性湿热，酿成痰湿，阻于经脉，血不得荣养，骨是以枯坏。方用化痰活血通经之品。处方：清半夏 10g，苏子 10g，桔梗 10g，石菖蒲 10g，枳实 15g，厚朴 10g，地龙 3g，土鳖虫 5g，王不留行 8g（炒），川牛膝 12g，丹参 10g，苏木 8g，路路通 10g，鸡血藤 30g。2 周后，脉稍见弦象，纳增。继服 2 周，起立觉舒，关节僵硬大减。加茜草、郁金各 15g，竹茹 13g，苍术 8g。继服 2 周，患者能行逾百米。然初行第 1 步较难，苔仍黄腻，加三棱 8g，莪术 8g。继服 2 周，患者行可逾数百米，腿觉轻松，髋部疼痛已不明显，而下移至膝部，加威灵仙 8g。继服 2 周，行可达 2 公里以上，可上 3 楼。据证略作加减，每周 4 剂。继服 2 周，患者可上 6 楼，腿觉轻松，无其他不适，停药。

46. 痰湿阻于少阳经导致重听（耳背）案

崔某，男，57 岁。初诊时间：2002 年 3 月 29 日。患者失聪多年，近日感冒后加重，伴有头蒙、头沉、无汗，脉洪滑而实，苔后部腻。此为痰湿上壅阻于少阳经。经既不通，耳必不聪。处方：北柴胡 8g，广藿香 8g，陈皮 8g，苏子 10g，厚朴 10g，黄芩 8g，茵陈蒿 15g，生麦芽 10g，桔梗 12g，瓜蒌皮 10g，竹茹 15g，大腹皮 12g，党参 10g，秦艽 8g，配合针刺耳门、外关、阳陵泉、风池等穴 1 次。2 周后重听大减，已有汗，脉略洪滑。据证略作加减，继服 1 周，病痊愈。

47. 痰火伤肝疏泄失常案

贾某，男，59 岁。初诊时间：2002 年 11 月 22 日。患者小便难排而次数增多，大便 3～4 次/日，但溏而不爽，两膝痛，头时晕，大脑转弯慢，苔偏腻，脉弦滑而急。此为痰火伤肝，肝失疏泄。处方：枳实 15g，厚朴 10g，清半夏 10g，桔梗 10g，苏子 10g，麦芽 10g，北柴胡 8g，瓜蒌 15g，地龙 3g，竹茹 13g，石菖蒲 10g，鸡血藤 30g。7 剂后症减，继服 7 剂，近愈。

48. 痰阻于喉导致沙哑案

秦某，男，13 岁。初诊时间：2002 年 9 月 21 日。主症：鼻根及额疼痛，声音沙哑，伴有脘痞满而痛。此原为风，入内而不出，日久与痰胶结一起，故见鼻根、额部之疼。肺家之痰上阻于喉，金实则不鸣，故见沙哑。处方：苍耳子 5g，石菖蒲 10g，桔梗 10g，苏叶 8g，桑叶 8g，厚朴 10g，炒杏仁 8g，黄芩 8g，茯苓 12g，陈皮 8g 以化痰、开宣肺窍。3 剂后鼻涕大增。5 剂后鼻涕又减少，沙哑大减。据证略作加减，继服 1 周痊愈。盖鼻涕者，痰也。服药 3 剂而鼻涕大增者，痰出也。痰既出矣，继服则痰少也，故 5 剂后鼻涕又减少。痰出而窍道不塞，故沙哑可消。

49. 痰阻心脉之冠心病心绞痛案

吕某，男，61 岁。初诊时间：2002 年 9 月 21 日。主症：胸脘满闷时痛，气短，每日数发。苔白腻，脉滑弦而实。此为胸痹，痰阻心脉所致。处方：瓜蒌 15g，薤白 10g，黄芩 8g，清半夏 10g，桔梗 10g，苏子 10g，枳实 15g，厚朴 10g，焦神曲 10g，茯苓 12g，竹茹 13g，石菖蒲 10g，地龙 3g。1 周后症状减，每周发作 3 次。据证略作加减，再服 1 周，诸症皆减，每周仅发作 2 次。共服 4 周，不再发作。

50. 痰湿肥胖证

黄某，女，7 岁。初诊时间：2002 年 10 月 25 日。患儿主因多食、肥胖来诊。兼见腹大身圆，便秘，视力减低，脉细滑而尺弱。此缘痰湿盛而肝肾亏。处方：瓜蒌 15g，川断 10g，黄芩 8g，生麦芽 10g，女贞子 10g，浙贝母 8g（碎），杭白芍 15g，清半夏 10g，槟榔片 8g，炒莱菔子 10g，枳实 15g，厚朴 10g，苏子 10g，桔梗 10g。服药 2 周后纳减，5 周后，身见瘦，体重减 2kg。

51. 痰伤筋证

梁某，女，40 岁。初诊时间：2002 年 3 月 15 日。主症：双膝酸痛，屈伸不利，下蹲困难。兼见口干，舌木，舌苔腻，脉弦滑硬。膝者，筋之腑，肝所主，痰湿属土，土盛侮木，筋为之伤。处方：黄芩8g，瓜蒌15g，清半夏10g，川贝母7g（碎），苏子10g，地龙3g，鸡血藤30g，川牛膝12g，竹茹13g，川断10g，桑寄生10g，杭白芍15g，茵陈蒿15g。随证加减，意在祛痰补肝。服药3周后，脉之弦硬减，症状减轻，6周后痊愈。

52. 痰浊滞阻心脉证

郭某，男，71岁。初诊时间：2003年2月15日。患者主因心悸、胸脘满闷而来诊。自诉前几日曾晕倒1次，现觉项紧，舌苔腻滑。脉促（脉搏二三次1停），滑弦。此为痰浊壅于心脉所致。处方：瓜蒌15g，薤白10g，黄芩8g，浙贝母8g（碎），清半夏10g，桔梗10g，苏子10g，枳实15g，厚朴10g，广藿香8g，石菖蒲10g，地龙3g，竹茹13g。1周后脉促、心悸皆减，去薤白，加郁金15g，川芎10g。继服1周，患者未再来就诊。8月17日，其子来诊，告曰：病已痊愈，至今未复发。

53. 痰积大肠导致阑尾炎案

石某，女，15岁。初诊时间：2003年12月26日。患者右侧腹痛，在省某医院诊断为阑尾炎，经输液（不详）5天，效差来诊。观其舌，苔白腻；诊其脉，沉滑而稍弦。此痰积于内使然。处方：乌药8g，薤白10g，广藿香8g，陈皮8g，焦神曲10g，炒麦芽10g，清半夏10g，石菖蒲10g，竹茹13g，桔梗10g，苏子10g。服药1周症状皆消。据证略作加减，继服1周以善后。

54. 痰致睾丸疼痛证

陈某，21岁。初诊时间：2003年11月9日。患者睾丸时痛，咳嗽，痰白，胸闷，困乏，舌苔黄腻，脉濡弱。考虑气虚，风入内而不出，与痰相搏结，阻滞睾丸而见此证。处方：党参10g，怀山药15g，远志肉8g，瓜蒌15g，清半夏10g，桔梗10g，苏叶8g，桑叶8g，苏子10g，陈皮8g，麦芽10g，茵陈蒿15g，炒杏仁8g。6剂后痰增多，难咳，加麻黄5g，焦神曲10g。继服1周睾丸已不痛，胸闷等症状基本消失。

55. 痰致脊髓型颈椎病案

赵某。初诊时间：2003年6月28日。患者主因颈部及四肢疼痛、僵硬、麻木，足下如踩棉花感来诊。兼见大便不畅，脉弦硬而滞。患者曾在某医院被诊断为脊髓型颈椎病。自带颈椎X线片显示：颈5~7明显增生。考虑患者本为痰湿之证，日久阻碍气血运行而导致血瘀，经脉为之不通，故见疼痛、麻木等。处方：石菖蒲10g，鸡血藤30g，地龙3g，土鳖虫5g，葛根10g，枳实15g，厚朴10g，桑枝10g，清半夏10g，苏子10g，竹茹13g，路路通10g等。治疗3周后左上肢症状大减。继续治疗4周，诸症近消失，停药。

56. 痰致肝炎案

邓某，男，31 岁。初诊时间：2003 年 6 月 27 日。患者在县医院被诊断为肝炎。主症：脘痞，恶心，乏力，大便溏而不爽。舌苔白腻，脉滑，尺弱甚。化验结果：大三阳，谷丙转氨酶 101，谷草转氨酶 53。此为痰侮肝胆，木受其伤。处方：枳实 15g，厚朴 10g，党参 10g，苏子 10g，焦神曲 10g，麦芽 10g，北柴胡 8g，白扁豆 15g，茵陈蒿 15g，广藿香 8g，黄芩 8g。治疗 2 周后，脉见弦象，症状减，大便正常。据证略作加减，继服 2 周，舌苔已经不腻，脘痞消失，恶心大减。据证略作加减，继服。至 8 月 29 日复查：谷丙转氨酶恢复正常，谷草转氨酶仍高，无不适感，继服 2 周停药。

57. 痰致不孕症

赵某，女，23 岁。初诊时间：2000 年 9 月 23 日。主因小产后 1 年半不孕，经多方治疗无效来诊。其脉关以上滑，尺脉有滞象，苔白略腻，伴有痛经，经期短（2 天），发胖（诉 1 年来体重已经增长了 15kg），且嘴变馋，脐凉。望其形体，肥胖而臃肿。肥人多痰，此乃痰证无疑。处方：清半夏 10g，桔梗 10g，枳实 15g，厚朴 10g，三棱 8g，莪术 8g，苏子 10g 等。3 周后痛经消失，体重减 10 余斤。据证略作加减，继服 2 周。停药后 2 周，诉已怀孕。

58. 痰致口舌溃疡案

赵某，女，58 岁。初诊时间：2002 年 11 月 10 日。患者舌及口腔溃疡多年，久治不愈，不敢多吃绿菜，吃绿菜则泄泻。伴有噫气，健忘，双小腿乏力。脉滑弦数，尺脉弱。分析：患者素有痰热，故见脉滑。痰热在中，乃脾实，脾实则乘肾，肾家因伤，故见健忘，双小腿乏力，尺脉弱诸肾虚之象。肾虚则肝木之阳亢，挟痰热从胃而上于口，故溃疡作而脉弦数。绿菜属木而凉，木加以凉则下行而泄泻。先予黄芩、桔梗、云苓、旋覆花、清半夏、败酱、蒲公英、沙参、瓜蒌、地龙、竹茹以降痰热，服 3 剂后胃脘稍有隐痛，至 6 剂而大便泄泻，每日 3 次，溃疡随之而愈。继加山药、薏苡仁等以益肾扶正，2 周痊愈。

59. 痰热咳血案

齐某，男，31 岁。初诊时间：2003 年 11 月 23 日。患者先觉咽痛，继则咳嗽，咳出黄痰，渐渐出现血丝，血渐增多。伴有胸闷、头晕、脉弦滑稍数。此为上焦痰热，伤及肺络，血为之动。处方：鱼腥草 12g，瓜蒌 15g，竹叶 7g，黄芩 8g，桔梗 10g，生石膏 12g，苏子 10g，桑叶 8g，苏叶 8g，茵陈蒿 15g，白及 10g，杭白芍 15g。服 1 剂，血遂无。继服 1 周调理。

60. 痰火中阻，易饥易饱案

侯某，男，42 岁。初诊时间：2003 年 12 月 6 日。患者自诉：稍食则饱，须臾则饥。舌苔黄腻，脉滑弦稍芤。此为痰火中阻所致。中焦已有痰壅，不能受纳更多食物，故稍食则饱；火在中焦，热盛则消谷，故须臾则饥。处方：黄芩8g，瓜蒌15g，焦神曲10g，炒麦芽10g，鸡内金7g，清半夏10g，桔梗10g，苏子10g，枳实15g，厚朴10g，广藿香8g，竹茹13g。6剂症状大减，继服6剂痊愈。

61. 自觉口鼻凉气内灌案

张某，女，48岁。初诊时间：2003年8月9日。患者自觉口鼻内凉气，内灌心口、胃脘，历时已经2年，时伴胃痛。诊其脉，左右均洪滑。分析：脉滑主痰，洪者有热，痰火内蕴也。因其内热，故觉外凉，譬如人之手刚从热水中出来即着凉水，则会感觉该水特别凉。又譬如人体内温度很高，尚未外透之时，觉特别冷，直欲加衣被。痰热中阻，气机阻滞，不通则痛。处方：生石膏12g，黄芩8g，牡丹皮10g，瓜蒌15g，浙贝母8g（碎），蒲公英10g，麦门冬12g，旋覆花10g，茯苓12g，厚朴10g，竹茹13g，清半夏10g，枳实15g。服药至第4剂，患者突发泄泻，症状遂大减，但仍觉口鼻干。据证略作加减，继服1周痊愈。

62. 痰热致乳头皲裂证

陈某，女，31岁。初诊时间：2003年10月4日。患者哺乳第10个月，双乳头皲裂，哺乳时疼甚。脉弦滑而急，舌苔白腻。此为痰热蕴阻，液、血运行不畅，不能濡润而致裂也。处方：瓜蒌15g，桔梗10g，苏子10g，白鲜皮10g，丝瓜络5g，黄芩8g，蝉衣8g，陈皮8g，败酱草10g，蒲公英10g，茵陈蒿15g，牡丹皮10g，当归12g。方用诸皮，欲以皮达皮；蝉衣托津于表；用茵陈蒿、当归、蒲公英乃因乳者，肝胃循行而主之也。6剂后，左乳头愈，右乳头亦减，继服6剂痊愈。

63. 痰伤肝肾久视目疼案

李某，女，26岁。初诊时间：2003年8月16日。患者右目不任久视，久视则疼痛而如物压刺。兼见：带下而黄，腰腿乏力，舌苔白腻，脉滑近涩，尺弱。此为痰伤肝肾，阴精不达，目则不任久视矣。处方：黄芩8g，旋覆花10g，楮实子10g，女贞子10g，厚朴10g，苏子10g，鸡血藤30g，北柴胡8g，当归12g，茵陈蒿15g。服药1周，脉转滑利，见弦。见弦者，肝复也。继服1周痊愈。

64. 痰滞恶热饮案

李某，男，46岁。初诊时间：2003年8月9日。患者自诉：凡饮必稍凉，热则觉食道下段疼痛。兼见不能干重活，嗜睡，心悸，纳呆。曾在县医院检查，发现"血稠"。舌苔腻，脉弦洪滑，略数，尺部稍有涩象。此为痰蕴滞血而肾虚。处方：鸡血藤30g，怀牛膝15g，石菖蒲10g，广藿香8g，清半夏

10g，苏子 10g，地龙 3g，丹参 10g，苏木 8g，瓜蒌 15g，竹茹 13g。1 周后症状减轻，纳增，嗜睡已不明显。第 2 周服后咳嗽，痰出许多，诸症如失。

65. 痰火丘疹、大便灼热案

王某，男，26 岁。初诊时间：2004 年 1 月 3 日。患者胸、腰背部起红色丘疹，大如黄豆，零星分布。兼见大便灼热、不寐，舌苔白，脉细滑尺弱，且手指于 20 天前挤伤，食指末端碎烂，至今仍不愈合。考虑痰火伤肾。处方：黄芩 8g，败酱草 10g，薏苡仁 15g，杭白芍 15g，白鲜皮 10g，牡丹皮 10g，石菖蒲 10g，蝉衣 8g，茵陈蒿 15g，山栀子 7g，川大黄 8g，连翘 8g。服药 1 周，疹出减少。2 周后新疹不再出，大便已经不热。余本意并未治其手指，但手指末端亦愈合。中医治病，调理正气，效非独一。

66. 痰火上冲进食头痛案

王某，女，31 岁。初诊时间：2003 年 8 月 9 日。患者每当进食则头痛、恶心、头晕。兼见脘痞痛，白带多，月经前乳房胀痛，健忘，脉滑甚而数，尺弱。此为痰火肾虚，食入助其痰火，则上冲而致头痛、恶心、头晕。处方：旋覆花 10g，瓜蒌 15g，败酱草 10g，清半夏 10g，桔梗 10g，广藿香 8g，石菖蒲 10g，枳实 15g，厚朴 10g，焦神曲 10g，鸡内金 7g，竹茹 13g，黄芩 8g。服药 1 周，大便多，脘舒，仅觉上午头痛。乃加北柴胡 8g，麦芽 10g。服后效果不如首次，乃悟：痰火本上冲，北柴胡、麦芽不宜也，乃去之，仍循第 1 次之方。继服 1 周，痊愈。

67. 痰致罢极失准证

朱某，女，39 岁。初诊时间：2004 年 4 月 17 日。患者主因头蒙、脑筋不转弯、算不清账来诊。兼见胸脘痞满、耳鸣、困倦、白带多，脉弦滑，舌苔腻。审此诸症，有有形之痰象。有痰证之舌脉，痰证确矣。盖肝主谋虑，为罢极之本，今受痰扰，谋虑不及，罢极失准，故见头蒙不清、脑不转弯、账算不清。处方：旋覆花 10g，瓜蒌 15g，黄芩 8g，薤白 10g，桔梗 10g，清半夏 10g，苏子 10g，枳实 15g，陈皮 8g，广藿香 8g，石菖蒲 10g，竹茹 13g，厚朴 10g 等。服第 4 剂后，觉胸腹部沿胃经左侧窜痛。然耳鸣、头蒙等症皆减。此窜痛者，痰减而经气欲通也。继服 1 周，窜痛减，而脘痞加。据证略作加减继服，又 1 周后脘痞大减，记忆力增，头始清，脑转弯加快。按：罢极失准多见于老年患者，此患者年方 39 岁即发此证，可见本证非必老年。凡痰侮肝胆，皆可发也。

张某，男，34 岁。患者因狂证时发，于 2002 年曾就诊于余。治疗未果，而狂大发，复就诊于西医医院。经治年余，狂未发但呆甚，故于 2004 年 10 月 30 日复来我处就诊。其时两目发直，甚少转瞬，反应迟钝，答语迟迟，多梦而后半夜不得寐，自觉头右侧疼痛。苔黄腻，脉弦浑。此缘痰侮肝胆，谋虑失捷而见呆滞；肝开窍于目，痰侮肝而见两目发直；肝藏之魂受扰，故多梦而不寐。苔腻、脉浑者，痰证之象也。处方：清半夏10g，瓜蒌15g，桔梗10g，竹茹13g，前胡10g，苏子10g以化痰；黄芩10g助胆且可除痰中夹热；石菖蒲10g，远志肉8g化痰即以开窍；北柴胡8g，麦芽10g扶木即以化痰。治疗1周，脉之浑减，而现滑象，后半夜能睡。4周后眼睛灵活，言语敏捷，苔亦不腻，遂停药。

68. 痰碍谋虑证

王某，女，15岁。初诊时间：2004年4月3日。患者两太阳穴及后头痛、晕，每做习题或用脑则甚。心情遇紧张亦然，成绩由之下降。余诊之，两尺肤发凉，脉沉滑，右尺弦，舌苔略腻。夫苔腻脉滑者，痰也；太阳穴为胆经所部，痰阻而经气不得畅通也。时当春令，脉沉而尺肤凉者，木受痰困，郁而不舒也；做习题需要费脑，即中医所谓谋虑。肝为将军之官，谋虑出焉。肝木受困而碍于谋虑也。治当繁木化痰制土。处方：清半夏10g，瓜蒌15g，桔梗10g，陈皮8g，苏子10g以化痰；茵陈蒿15g，竹茹13g，黄芩8g，北柴胡8g，麦芽10g以繁木；石菖蒲10g，广藿香8g以化浊。服药1周症减，化裁其方，继服4周，头之晕痛皆消，学习无所苦。

69. 痰致瘙痒证

许某，男，76岁。初诊时间：2004年2月14日。患者全身瘙痒，安静尤甚，搔抓不已，乃至皮破。兼见午后则冷，卧则咳嗽吐痰，舌苔腻，脉弦数。处方：汉防己10g，黄芩8g，牡丹皮10g，白鲜皮10g，生麦芽10g，秦艽8g，瓜蒌15g，桔梗10g，茵陈蒿15g，远志肉8g，浮萍5g，苦参10g，蝉衣8g等。服2剂后痰增多，痒稍减。4剂后痰减少，痒又增，继而起皮疹，疹出痒止。

70. 痰致"心衰"案

王某，男，31岁。初诊时间：2004年5月8日。患者主症：心悸、头晕、下肢肿，血压22/13kPa（170/100mmHg），曾在县医院就诊，诊为心衰，治疗数日，觉效果不著。诊见大便不畅，1~2日一行，纳少，心中觉停，脉弦滑。处方：牡丹皮10g，瓜蒌15g，薤白10g，清半夏10g，桔梗10g，枳实15g，厚朴10g，地龙3g，土鳖虫5g，石菖蒲10g，竹茹13g，广藿香8g等。1周后心悸减，大便畅，2周后血压17/10kPa（130/80mmHg），心悸、头晕均减。据证略作加减，继服1周停药。

71. 痰致腰椎间盘突出案

陈某，男，45岁。初诊时间：2004年4月24日。患者主因腰痛，牵及左下肢来诊，已经做CT检查，诊断为腰椎间盘突出症。现痛甚而不能坐卧、行走，额头为之汗出。舌苔厚腻，脉滑、尺弱。考虑为痰阻肾虚。处方：威灵仙8g，制川乌8g，生甘草8g，枳实15g，厚朴10g，地龙3g，土鳖虫5g，鸡血藤30g，川大黄8g，石菖蒲10g，竹茹13g，苏子10g。服药1周腰不觉痛，下肢痛亦减，仍不能坐，已可躺卧。方中去甘草、制川乌，加路路通10g，秦艽8g，金毛狗脊10g，独活8g。继服1周，已可行走，苔腻大减。据证略作加减继服。3周后痛不明显，行走自如。继服1周善后。

72. 痰屡屡引发肺炎案

侯某，男，5个半月。患儿屡患感冒，继而成肺炎，少有康时。观其鼻下发干。夫感冒何以留恋？必有恋其风邪者也。感冒何以频发？必有正气之亏乏也。处方：黄芩8g，杭白芍15g，桑叶8g，知母肉8g，沙参10g，炒杏仁8g，生石膏12g，苏叶8g，茵陈蒿15g，党参10g，浮萍5g等。3剂后流涕甚多而色青，病遂愈。据证略作加减，继服7剂，感冒数月未再发。

73. 痰热郁表案

卢某，男，5岁。初诊时间：2004年5月8日。患儿高热频发，连续不断，少有宁日，全家苦之。于前天再度发热，舌苔白腻，脉滑数。兼见纳呆、大便初头硬而后溏。考虑此为痰食交阻，郁而生热，引动风来。处方：焦神曲10g，麦芽10g，黄芩8g，广藿香8g，清半夏10g，苏子10g，瓜蒌15g，远志肉8g，海浮石8g，党参10g，浮萍5g，佩兰8g。服药2小时后，大便下如浊涕，热势遂减。据证略作加减，服药2周，诸症皆消。

74. 痰伤筋证

李某，女，24岁。初诊时间：2004年3月13日。主症：手伸展不利索，口开时速度慢，动作迟缓。脉滑甚，欠弦。分析：痰为土实，肝胆主筋，痰既盛，伤其筋，束骨不利，故见此证。处方：桑枝10g，伸筋草6g，鸡血藤30g，佛手6g，地龙3g，威灵仙8g，川芎10g，石菖蒲10g，苏子10g，桑寄生10g，杭白芍15g，茵陈蒿15g，竹茹13g。服药1周，口中吐痰甚多，症状减轻。据证略作加减，继服2周，症状已不明显。

彭某，男，43岁。初诊时间：2004年6月6日。患者主因右膝疼肿来诊。现疼痛，走路尤甚。兼见头晕，舌苔腻而黄，脉滑弦数。《内经》云：膝者，筋之腑。筋为肝胆木所主。今脉滑、苔腻，痰证确矣。而木本制土，今反为痰所困者，土盛侮木也。处方：苏子10g，竹茹13g以化痰；黄芩8g，杭白芍15g，麦芽10g，川续断12g，桑寄生10g以繁木制土；鸡血藤30g，地龙6g以通经；汉防己10g，薏苡仁15g，木瓜12g，广藿香8g以去浊。服药1周，症减。据证略作加减，继服2周，诸症皆消。

75. 上痰欲下,肛门憋疼案

谷某,女,36 岁。初诊时间:2004 年 7 月 4 日。患者主因脘憋胀来诊。兼见双上肢麻胀、大便不畅、晨口臭、双小腿亦有憋胀、白带多、舌苔腻、脉滑而尺弱。此为痰阻,既阻于上而又及于下,兼有肾虚。处方:清半夏 10g,桔梗 10g,瓜蒌 15g,苏子 10g,竹茹 13g 以化其痰;广藿香 8g,石菖蒲 10g,黄芩 8g 以清化其浊;枳实 15g,厚朴 10g 以导降之。初服 1 剂,肛门憋疼,电话问余,余告之痰欲下,继服,无疑。再服而大便通下,诸症皆减。据证略作加减,继服 1 周而愈。

76. 痰证尿浊案

高某,男,49 岁。初诊时间:2004 年 7 月 18 日。患者主因小便浑浊来诊。兼见腰部憋胀疼痛、阳弱早泄,舌苔黄腻,脉弦滑而急、尺弱。脉滑、苔腻、尿浊皆为痰象。肾主腰脚,尺脉弱、腰痛责于肾。前阴主于宗筋及太阴阳明。宗筋者,主于肝;太阴阳明者,中土所干。中土乃生痰之本,故本证与痰有关。此为痰湿下溜,伤其肝肾。处方:瓜蒌 15g,桔梗 10g,苏子 10g,清半夏 10g,竹茹 13g 以化痰;黄芩 8g,白茅根 10g,茵陈蒿 15g 合竹茹以繁木;地龙 6g,瞿麦 6g,石菖蒲 10g,木通 3g 以通利而去浊;楮实子 10g,怀山药 12g,合苏子以补肾。用药 2 周而尿浊消。继服 2 周,诸症消,阳复而愈。

77. 痰湿遏阻阳气案

彭某,女,42 岁。初诊时间:2004 年 9 月 25 日。患者主因背冷来诊。其冷入夜尤甚,阴天加重。兼见脘痞、头困沉、下肢憋。舌苔腻,脉滑弦而关上有余,关下不足。此为痰遏胸阳,下达上通不畅使然。处方:瓜蒌 15g,前胡 10g,桔梗 10g,清半夏 10g,苏子 10g,广藿香 8g,佩兰 8g,大腹皮 8g,陈皮 8g,黄芩 8g,茵陈蒿 15g,蝉衣 8g。服药 1 周,头困沉减,脘痞已不明显,去茵陈、蝉衣、桔梗、前胡,加竹茹 13g,桂枝 6g,怀山药 12g,细辛 3g,并嘱其自加葱白一茎。2 周后症状消失。

78. 下法治疗痤疮案

卢某,女,21 岁。初诊时间:2004 年 11 月 21 日。患者主因痤疮来诊。其痤疮大者如豆,小者如粟,遍布于面,脉细滑、尺稍弱。一般而言,痰火在上不宜用下法。但患者有习惯性便秘,大便恒数日一行。处方:枳实 15g,厚朴 10g,川大黄 8g,蒲公英 10g,败酱草 12g,清半夏 10g,桔梗 10g,浙贝母 10g(碎),前胡 10g,瓜蒌 15g,黄芩 8g,槟榔片 8g,竹茹 13g。疏方 7 剂。第 2 剂服后,腹中觉疼,继而大便排下,此后腹痛止,大便每日一行。7 剂服完,面未生新痤疮。据证略作加减,继服 1 周,仍未生新痤疮,旧痤疮脱落甚多,停药。

79. 痰阻经闭案

卢某，女，22岁。初诊时间：2004年9月15日。患者主因闭经3月余来诊。兼觉肩部重着如物压，大便2～3天一行，脉滑稍数，舌苔腻。处方：瓜蒌15g，桔梗10g，清半夏10g，浙贝母10g（碎），竹茹13g，蒲公英10g，败酱草12g，黄芩8g，地龙6g，枳实15g，厚朴10g，槟榔片8g。疏方7剂，每日1剂。服完6剂，月经至。经净，据证略作加减，加当归15g，鸡血藤30g，去贝母、槟榔片。继服1周停药。

80. 痰邪实肾，治以导滞案

李某，女，56岁。初诊时间：2004年5月15日。患者主因两下肢酸，时常头痛来诊。大便时秘，脉沉滑实，右尺滞，左尺弦。分析：尺弦滞、脉沉者病在肾；脉滑者，痰阻。肾主腰脚，痰邪实肾，故见两下肢酸；肾主脑，故时常头痛。处方：枳实15g，厚朴10g，三棱8g，莪术8g，槟榔片8g，石菖蒲10g，苏子10g，清半夏10g，瓜蒌15g，竹茹13g，黄芩8g。初服觉小腹胀，再服胀加。3剂后泄泻，泻后症减。

81. 痰热赤斑案

邓某，女，23岁。初诊时间：2004年6月25日。患者主因左肘大片赤斑来诊。兼有上午心悸、双颧小络充血而赤、经色如土，脉弦数滑。处方：清半夏10g，瓜蒌15g，黄芩8g，前胡10g，竹茹13g，桔梗15g，苏子10g以化痰；杭白芍15g，生牡蛎12g，龙胆草8g，射干10g，败酱草8g以清潜；地龙6g以通经。服药1周，泄泻1天，尺脉弱，而左肘部皮肤之赤色近消。加薏苡仁13g，云苓10g。继服1周痊愈。

痰 致 怪 证 录

余多年临床常遇怪证。初则每为所困，不知所以，而无所措手足。随临床既久，经验渐增，参以《内经》之旨，启以前哲之诲，则或能以从前所学，致其新用。如是，则举一反三，怪证不怪矣。前哲谓：怪证多痰。余临床体验，深信此言不谬。盖痰在于内，气血为之阻塞而乖乱；痰侮于肝，罢极由是而失准，谋虑缘是而错误，故怪证出矣。窃以为：怪证者或因少见，或属前人未载。以其未载，遂缺现成之法；以其少见，遂不知其五行所属、病位所在；查书不得，所见又少，遂莫辨其病因病机、施治之法。但若果能详究岐黄妙理，能臻运用之妙，则天地之广大，无非阴阳；疾病之复杂，难越五行。如是，则天地之间并无新事；患者之疾乃无所怪矣。《内经》曰："谨守病机，各司其属。有者求之，无者求之，盛者责之，虚者责之，必先五胜，疏其血气，令其条达，而致和平。"所谓病因病机已明，施治之法自出。兹举积年医案，录之于斯。欲令后学读之，有所启迪。

1. 心中冷凉案

张某，女，30岁。初诊时间：2002年5月4日。患者主因心中冷来诊，自诉无他不适。余问其白带状况，曰：白带多矣。让其坐于矮凳，须臾则不能受，此胸脘满闷，痰湿阻滞明矣。痰湿为阴，下溜则作白带。白带者，痰湿也；痰湿在中而上，"浊气归心"则心中冷。处方：枳实15g，厚朴10g，茯苓12g，桔梗10g，清半夏10g，苏子10g，瓜蒌15g，焦神曲10g，麦芽10g，广藿香8g以祛痰湿；竹茹13g，地龙3g化痰兼以通之。服药6剂而愈。

2. 全身电传感案

刘某，女，42岁。初诊时间：2002年4月6日。主因全身觉"苏、苏、苏"如电传而来诊。脉滑沉，苔白腻。此痰湿欲阻于经脉之证也。处方：焦神曲10g，麦芽10g，枳实15g，厚朴10g，清半夏10g，苏子10g，竹茹13g以化痰；地龙3g，鸡血藤30g，石菖蒲10g兼以通之。中间略有加减，前后共服19剂而愈。

3. 骶尾部电传感案

张某，女，51岁。初诊时间：2002年4月13日。主因骶尾部有"苏、苏、苏"如电传般的感觉来诊。细询之,尚有小腹部发冷、头沉、大便溏而不爽、频欲小便等症状,皆因未当作疾病而不与家人提及。脉滑数。此痰热在内,迫于督脉,故见头沉及骶尾部之症状,痰湿欲下而不得,故大便溏而不爽、频欲小便。治疗当因势利导,驱痰湿于下。处方:乌药8g,地榆10g,黄柏8g,枳实15g,厚朴10g,苏子10g,桔梗10g,清半夏10g,广藿香8g,竹茹13g,苍术8g,川大黄8g。6剂后矢气多,小腹痛减。据证略作加减,继服12剂痊愈。

4. 皮肤皲裂异常增生案

龚某,女,53岁。初诊时间:2002年4月6日。患者左腕部背侧皮肤于冬日皲裂,涂防裂油后皲裂愈合,但周围随之生出米粒状肉芽似多个胞头,此物竟在右手、双下肢出现。余诊其脉,弦而滞,苔白腻。考虑为脾经痰湿。处方:苍术8g,广藿香8g,生甘草8g,白鲜皮10g,蝉衣8g,茵陈蒿15g,地龙3g,鸡血藤30g,桑枝10g。服药6剂后未再就诊。后其邻居来诊,告曰:病减,而患者怵服药,故停之。

5. 脊背冷凉案

安某,男,11岁。初诊时间:2002年3月30日。患者主因脊背凉来诊。观其形瘦,询问知其纳呆,脉浑滞弱。此为宿食痰湿留着,导致阳气不通。按摩其腹部及胃经。处方:焦神曲10g,麦芽10g,炒山楂10g,鸡内金7g以消宿食;清半夏10g,桔梗10g,苏子10g,枳实15g,厚朴10g,竹茹13g以化痰湿而降胃。4剂后凉减、纳增。

6. 尿臊案

刘某,男,50岁。初诊时间:2002年3月3日。主因尿特臊就诊。细询问,尚有腰酸腿困、健忘、两胁胀等轻微表现,脉浑滞,尺弱。意此原为痰热,故见酸困;脉浑滞者,痰湿阻滞气血运行之故也;日久土伤水,肾家遂亏,故见健忘,尺脉弱;肾水亏虚则稳之不及,肝木因之而亢。《内经》曰:"肝气臊。"臊之甚者,肝有余也。宜先化痰热。处方:清半夏10g,浙贝母8g(碎),瓜蒌15g,桔梗10g,地龙3g,竹茹13g等。1周后症状减轻。据证略作加减,加入鸡血藤30g,郁金15g,丹参10g等以活血。继服1周,自觉其气味已不显著,停药。

7. 皮肤黑斑案

郄某,女,37岁。初诊时间:2002年2月23日。患者两手腕、手背及面部生出黑色、质地薄、状如瘢痕之物,伴有手足干、局部痒,诸症状春天较甚。另有恶心、痛经、白带多等症状,脉滑数而尺弱。余认为此为痰热。处方:黄芩8g,知母肉8g,牡丹皮10g,土茯苓10g,白鲜皮10g,厚朴10g,地榆 10g，薏苡仁 15g，桔梗 10g，浙贝母 8g（碎），茵陈蒿 15g。7 剂后，病人未再来诊，不知其因，尚未回访。

8. 舌裂出血案

张某，男，64 岁。初诊时间：2002 年 4 月 13 日。患者舌中央裂开而出血，脉滑弦而实，苔黄腻。考虑为痰热，治以清热化痰。处方：枳实 15g，厚朴 10g，清半夏 10g，桔梗 10g，浙贝母 8g（碎），焦神曲 10g，麦芽 10g，瓜蒌 15g，黄芩 8g 等。6 剂，每日 1 剂。患者服 3 剂后大便多，每日 3 次，因惧怕泄泻而不敢再服。问于余，余告曰：佳兆，继服，勿疑。再服 3 剂，服后大便不再多，每日 1 次，舌不出血。继服 2 周痊愈。

9. 肩背部气血上冲案

董某，女，40 岁。初诊时间：2001 年 9 月 6 日。患者自觉肩背部有血上冲。诊其脉，右脉分叉，脉浑而滞。此为痰湿阻滞气血，气血欲上而有阻力，故而如此。治疗当化痰活血。处方：枳实 15g，厚朴 10g，竹茹 13g，苏子 10g，瓜蒌 15g，浙贝母 8g（碎），桔梗 10g，清半夏 10g，地龙 3g，丹参 10g，郁金 15g，土鳖虫 5g，赤芍药 10g，鸡血藤 30g。7 剂后症状大减，继服 7 剂痊愈。

10. 半夜难卧案

赵某，男，60 岁。初诊时间：2002 年 4 月 5 日。患者至半夜则不能卧，无其他症状。脉伏滑而实，苔略腻。分析：苔腻、脉滑实者，痰湿；伏者，病深积。《内经》曰："食气入胃，浊气归心。"此为痰湿内伏于心，夜半后一阳初生，进与阴浊之痰湿相争，故患者难以安卧，治疗之关键在于祛痰湿。处方：枳实 15g，厚朴 10g，瓜蒌 15g，薤白 10g，清半夏 10g，黄芩 8g，浙贝母 8g（碎），焦神曲 10g，鸡内金 7g，桔梗 10g，苏子 10g，竹茹 13g。7 剂后，症状减轻，脉之伏实减，寐明显好转。据证略作加减，加石菖蒲 10g，郁金 15g。继服 1 周痊愈。

11. 食辛干咳案

李某，女，48 岁。初诊时间：2000 年 5 月 12 日。患者主因不能食辛辣之物、食则干咳而来诊。兼见口渴、口腔溃疡不断，寸脉滑实，尺弱，苔厚腻。考虑为痰热、肾虚。处方：浙贝母 8g（碎），瓜蒌 15g，桔梗 10g，黄芩 8g，苏子 10g，清半夏 10g，枳实 15g，厚朴 10g，旋覆花 10g，竹茹 13g。7 剂后，少食辛不咳，口渴减，溃疡亦轻。继服 6 剂，诸症消，再服 4 剂以巩固疗效。

12. 不能干食案

杨某，女，39 岁。初诊时间：2001 年 8 月 31 日。患者长期不能干食，每餐多以粥对付，食干则头晕，伴有咽塞、便秘，5 日一行。脉滑弦，关以上有余，苔厚腻。考虑痰阻津液不升，气机不畅。食流食尚不阻碍气血运行，食干食则阻塞之力尤著，气血缘此不能上达，故头晕。处方：黄芩8g，浙贝母8g（碎），瓜蒌15g，桔梗10g，旋覆花10g，枳实15g，厚朴10g，苏子10g，川大黄8g，广藿香8g，清半夏10g，竹茹13g，茵陈蒿15g。1周后大便改善，3日一行，去川大黄，加代赭石粉30g。继服2周，咽已舒，继服2周，可正常进食。

13. 脐周鸣响案

刘某，男，67岁。初诊时间：1999年6月6日。患者觉脐周咕咕噜噜作响，欲矢气、大便而不得畅，腰酸沉而屈伸不利，食少，阴茎头觉凉，脉浮弦滑，苔腻。考虑此为痰湿阻滞下焦，气机不利使然。先予祛痰化湿。处方：川大黄8g，枳实15g，厚朴10g，生甘草8g，槟榔片8g，党参10g，苏子10g，桔梗10g，清半夏10g，瓜蒌15g，焦神曲10g，麦芽10g。服4剂无明显效果。去党参，加三棱8g，莪术8g，黄芪10g。6剂后大便已下，食增，腹部觉畅。继服6剂，诸症消失。据证略作加减，继服1周以善后。

14. 多食反饥案

张某，男，45岁。初诊时间：1999年4月10日。患者诉：多食则速饥，少食反不饿。余初闻之，甚难理解。观其舌苔，黄而腻；诊其脉，细而滑，尺弱甚。《内经》曰："谨守病机，各司其属。"大凡治病不明病因病机，难以获效。余细思该病之病机：苔黄腻，脉滑者，痰热之象也。尺弱者，肾虚也。痰热留滞于中，食入则得助。谷得热而疾下，故多食反易饥；食少则痰热无助，谷下行不速，故反不饿。治当清化痰热。处方：瓜蒌15g，桔梗10g，枳实15g，厚朴10g，苏子10g，清半夏10g，焦神曲10g，地龙3g，旋覆花10g，竹茹13g。10剂后大泻1次，其症状大减，继用和胃补肾之剂调理1周，痊愈。

15. 至暮胸满案

张某，女，49岁。初诊时间：1999年4月10日。患者诉：至暮则胸满，欲人捶打，站立则小腹坠胀，脉滑数而尺弱。此病似《金匮要略》"其人常欲蹈其胸上"之"肝着"，考虑为痰火所致。处方：旋覆花10g，黄芩8g，厚朴10g，清半夏10g，生甘草8g，茯苓12g，桔梗10g，苏子10g，瓜蒌15g，枳实15g，竹茹13g。10剂后症状明显减轻，继服6剂痊愈。

16. 类奔豚案

袁某，女，60岁。初诊时间：1998年2月7日。患者每次发病即觉气从腹中部上至心胸，遂"哼、哼"不止，如悲哭之后，伴见心悸，脉滑，苔腻。此类"奔豚"。析此病机：痰阻于内，肝气受阻，欲升而不畅，相激而作声。处方：当归12g，川芎10g，杭白芍15g，黄芩8g，清半夏10g，旋覆花10g，苏子 10g，竹茹 13g，代赭石粉 30g，厚朴 10g 等。2 周痊愈。后伏天下地劳动复发，伴恶心、头痛，前方加广藿香 8g，怀山药 12g，苏梗 8g，5 剂而愈。

17. 不能暮食案

张某，女，36 岁。初诊时间：1998 年 10 月 31 日。主因不能暮食来诊。伴有脘痞，脉滑，苔白腻。此为痰热蕴结于中，日暮则阳气渐收于内，本已满甚，故不堪再食。处方：瓜蒌 15g，桔梗 10g，旋覆花 10g，苏子 10g，清半夏 10g，竹茹 13g，枳实 15g，厚朴 10g，麦芽 10g，焦神曲 10g 等。1 周后苔已不腻，痞满减。继服 1 周痊愈。

18. 喉咙鸣响案

魏某，男，6 岁。初诊时间：1998 年 10 月 31 日。主因喝水后喉咙有鸣响声来诊。其脉滑，且时大时小，力度不一。此为痰饮蕴结于内，阻滞气机运行所致。处方：枳实 15g，厚朴 10g，三棱 8g，莪术 8g，槟榔片 8g，清半夏 10g，苏子 10g，桔梗 10g，焦神曲 10g。10 剂后症状消失。

19. 劳则下血案

韩某，女，64 岁。初诊时间：1998 年 7 月 4 日。主因劳则阴部下血来诊。脉沉弦，左兼涩，苔白腻。此因痰湿伤肝，血不得藏所致。处方：地榆 10g，赤芍药 10g，当归 12g，鸡血藤 30g，杭白芍 15g，川续断 10g，枳实 15g，厚朴 10g，茵陈蒿 15g，薏苡仁 15g，苍术 8g，竹茹 13g 等。2 周后痊愈。

20. 人中脓肿案

程某，男，30 岁。初诊时间：1998 年 6 月 27 日。患者原有人中部位肿胀出脓病史（疑为人中疔），现人中又肿。伴有恶心、头蒙、易怒，脉滑略弦，关上有余，关下不足，苔白腻。处方：旋覆花 10g，黄芩 8g，广藿香 8g，苏子 10g，竹茹 13g，清半夏 10g 以化痰；茵陈蒿 15g，蒲公英 10g，金银花 12g，牡丹皮 10g，薏苡仁 15g 以除热毒。随证加减，历时 4 周，诸症皆消。

21. 呛饭案

卢某，男，40 岁。初诊时间：2001 年 9 月 15 日。患者先见咳嗽，继而吃饭则呛，痰多，脉滑，左弱右弦，苔白腻。考虑此为痰阻而伴气虚。处方：桔梗 10g，清半夏 10g，苏子 10g，厚朴 10g，陈皮 8g，苏叶 8g，广藿香 8g，黄芩 8g，炒杏仁 8g，瓜蒌 15g，旋覆花 10g。6 剂竟然诸症全消。2002 年 12 月 7 日因他病来诊，告曰：自彼时愈后，迄今未发作。

22. 大便随小便出案

卢某，男，34 岁。初诊时间：2002 年 11 月 23 日。患者泄泻而有特点：每尿时则必大便。伴有脘痛、小便费力、腰痛、容易感冒而难愈、神疲、夜间因自觉憋闷而醒，渴则饮一溲一，脉沉滑，尺弱甚。此患者症状奇而纷繁复杂，虚实夹杂。然细思其病原，乃痰湿作祟也。痰湿蕴中故见痞满；痰湿伤肾故见肾虚之腰痛、二便失常；痰湿阻滞气机而伤阳气故见神疲、尿难、多感冒而难愈。饮一溲一者肾虚不能化水为气而上腾；夜间憋气者，痰湿为阴，夜间阳入于阴而与阴争，壅阻而见憋醒。值此正虚邪阻之时，当先去邪。处方：枳实15g，厚朴10g，茯苓12g，广藿香8g，石菖蒲10g，陈皮8g，清半夏10g，桔梗10g，苏子10g，竹茹13g，苍术8g。7剂后泄泻消失，大便仍溏。据证略作加减，继服2周后痊愈。

23. 面麻咬腮案

王某，女，31岁。初诊时间：2002年11月8日。主症：右侧面部不仁而凉，腮内时常被咬破，伴有胃疼、腿凉，脉濡滑，尺稍弱。此为痰湿所致。胃经痰阻，阳气不通，故见面不仁而凉；胃家痰湿阻塞，故见胃痛；胃经之气下行不畅，故见腿凉。处方：白芷6g，苍耳子5g，陈皮8g，广藿香8g，石菖蒲10g，佛手6g，生甘草8g，厚朴10g，地龙3g，升麻5g，竹茹13g，鸡血藤30g。7剂后面部凉减，不仁区域缩小。据证略作加减，继服7剂。惟迎香处凉，继服7剂痊愈。

24. 食香恶心案

张某，男，24岁。初诊时间：2002年9月14日。主症：吃香物则恶心，伴有脘痛而灼热、咽塞，苔白，脉滑甚略数。此为痰热内蕴，脾家之实。香入脾，故恶香。处方：黄芩8g，瓜蒌15g，桔梗10g，清半夏10g，苏子10g，焦神曲10g，麦芽10g，枳实15g，厚朴10g，炒莱菔子10g，竹茹13g，旋覆花10g，云苓12g。3周后诸症消失。

25. 舌部药物性溃疡案

李某，男，68岁。初诊时间：2002年9月21日。患者系脑血栓后2年，不论西药或中成药每服药必发舌部溃疡。现足不能行，舌不利而难言。脉滑甚而弦，苔腻。此为痰热，本为土实之证，子令母实，心及脉壅而不畅，一旦用药激动正气，化火而溃疡作矣。处方：石菖蒲10g，地龙3g，土鳖虫5g，瓜蒌15g，清半夏10g，苏子10g，枳实15g，厚朴10g，黄芩8g，土贝母10g，竹茹13g，广藿香8g。7剂溃疡愈。继服7剂，其他症状减轻而停药。

26. 耳中痒案

齐某，男，21岁。初诊时间：2002年2月16日。患者耳中痒，耳根不适，头蒙，脉弦滑。此为痰火上扰胆经，木火致痒。处方：北柴胡8g，石菖蒲10g，知母肉8g，杭白芍15g，茯苓12g，山栀子7g，木通3g，竹茹13g，茵陈蒿15g，地龙3g，桔梗10g。1周后症状消失。1月后再发，继服前方而愈。

27. 喝酒则牙龈肿胀案

邱某，男，20岁。初诊时间：2002年10月5日。患者时发泄泻，喝酒则牙龈肿，发口腔溃疡，脉滑而沉，苔略腻。此为痰湿下溜所致。盖痰湿下溜则下虚，下虚则火亢于上而龈肿。处方：广藿香8g，陈皮8g，枳实15g，厚朴10g，苍术8g，清半夏10g，桔梗10g，苏子10g，焦神曲10g，槟榔片8g，竹茹13g，乌药8g，黄芩8g，薏苡仁15g。1周后泄泻止，腰腿发胀。据证略作加减，继服1周痊愈。

28. 口中多唾案

齐某，女，43岁。初诊时间：2002年12月5日。患者主诉：口中多唾，吐之不断而难禁，因有此不良习惯，每羞于出门做客。该病从麦收以后发作，至今未愈。伴纳呆，脘闷，腰酸痛，活动后减，脉滑数略细，尺脉不弱。此为痰湿挟长夏之王气，下溜乘肾，激起肾之反抗，欲返回其中焦之邪，故唾而不已。《内经》曰："肾为唾。"此即是也。处方：清半夏10g，广藿香8g，枳实15g，厚朴10g，焦神曲10g，麦芽10g，苏子10g，茯苓12g，桔梗10g，竹茹13g，石菖蒲10g，远志肉8g，瓜蒌15g。2周后唾大减，3周痊愈。

29. 头猝然悸动案

贾某，女，38岁。初诊时间：2002年5月20日。患者觉头部猝然悸动，手时时肿胀，下肢疼痛，劳则头晕。血压不稳定，或高或低，心口疼痛，脉滑数尺弱。此为肾虚。水既亏而火热炽，上炎而与痰相搏结，痹阻于胸，心气滞阻，故见心口疼痛；痰热上于头，正气欲通，与邪交争而见悸动。四肢之肿痛亦痰热痹阻之象也。处方：瓜蒌15g，黄芩8g，浙贝母8g（碎），旋覆花10g，桔梗10g，鸡血藤30g，清半夏10g，广藿香8g，枳实15g，厚朴10g，麦芽10g，地龙3g。6剂大减，继服6剂痊愈。2003年7月20日因旧病复发来诊，继用前方加减而愈。

30. 手背皮黄案

甄某，女，46岁。初诊时间：2003年2月22日。患者两手背皮色发黄，伴有乏力，多关节疼痛，落发而稀疏，咽部堵塞感，便秘，脉滑尺弱，舌暗黑。考虑痰湿致瘀，瘀血日久而肝肾亏损使然。手合脾胃，痰湿留滞而见手黄；邪阻经络故见关节疼痛；痰湿内阻而见便秘、咽塞；肝肾既伤，发失所养而见落发、乏力。处方：瓜蒌15g，桔梗10g，清半夏10g，苏子10g，浙贝母8g（碎）以化痰；杭白芍15g，鸡血藤30g以行血消瘀；地龙3g，土鳖虫5g以通经；茵陈蒿15g，黄芩8g，竹茹13g，麦芽10g以调肝。1周后脉稍见洪数，2周后涕多，便秘已消，关节不疼痛。右头觉胀，此痰湿见消。再加养血调肝之品，当归12g，知母肉8g，玄参12g，牡丹皮10g等。继服3周痊愈。

31. 手术后口歪案

安某,男,69 岁。初诊时间:2003 年 2 月 1 日。患者右乳突下曾长一瘤,经手术切除后出现口歪、眼斜且闭合不良,伴有气短、腰腿乏力、心烦。诊其脉,弦滑而促,尺弱,舌苔腻。处方:瓜蒌 15g,浙贝母 8g(碎),清半夏 10g,桔梗 10g,黄芩 8g,广藿香 8g,石菖蒲 10g,茯苓 12g,厚朴 10g,怀山药 15g,地龙 3g,竹茹 13g,土鳖虫 5g,郁金 15g。2 周后,目稍舒,气短及腰腿症状减,停药。按:此证原为痰证,手术虽去其瘤,痰证未除,故有是证。手术伤其神经,痊愈难矣。

32. 右目内眦下麻木案

翟某,男,60 岁。初诊时间:2003 年 2 月 22 日。患者主因右目内眦下方沿鼻翼外缘麻木来诊。伴有脘胀、头晕、背痛、夜间下肢抽筋、恶心、口臭,脉弦滞而弱。分析:此麻木处为手阳明大肠经与足阳明胃经交接处。痰热阻滞,经气不通,故令麻木、背痛;中焦痰阻,故令脘胀、恶心;痰热内蕴,气机不畅,木欲疏泄而不得,故见抽筋、头晕。脉弦滞者,痰热阻滞,木难疏泄之象也。处方:地龙 3g,川芎 10g,白芷 6g,丹参 10g,苏木 8g,郁金 15g,鸡血藤 30g,苏子 10g,石菖蒲 10g,枳实 15g,厚朴 10g,瓜蒌 15g,竹茹 13g。1 周后脘胀减,背痛消。2 周后麻木减,不抽筋。随证加减,6 周病愈。

33. 咽塞哼哼案

翟某,男,39 岁。初诊时间:2003 年 2 月 22 日。患者咽中觉有痰塞,欲咯之出而不得,故致"哼、哼"不已。脉滑略沉,尺稍弱。此西医所谓咽炎,属于中医之梅核气一类,初步拟以降胃化痰。处方:黄芩 8g,枳实 15g,厚朴 10g,清半夏 10g,桔梗 10g,瓜蒌 15g,竹茹 13g,旋覆花 10g,炒莱菔子 10g。2 周后,纳增,食易下,但觉胸闷,咽中塞感稍减但仍未消。遂思:痰在中下者已去,痰结在上者仍存,当涌吐而出之。据证略作加减:黄芩 8g,瓜蒌 15g,桔梗 10g,清半夏 10g,苏子 10g(苏子、清半夏为化痰要药,方义虽主以升,然不必强升,降亦随之),海浮石 8g,石菖蒲 10g,麦芽 10g,地龙 3g。2 周后症状大减。停药。7 月 20 日随访:停药后症状仍渐渐减轻,今已痊愈。

34. 中毒后身动案

刘某,女,40 岁。初诊时间:2003 年 3 月 29 日。患者因去年治蚜虫,喷洒农药后,时觉腹痛而动,后觉乳房动,后觉全身动,伴有头晕、面赤、手紫,脉滑数,左关以下弦,舌苔腻。考虑此为痰火引风。处方:旋覆花 10g,瓜蒌 15g,浙贝母 8g(碎),杭白芍 15g,清半夏 10g,桔梗 10g,石菖蒲 10g,黄芩 8g,郁金 15g,厚朴 10g,天麻 8g(碎),生甘草 8g,地龙 3g,竹茹 13g。7 剂(患者未来复诊,不知疗效如何,因此病奇特,故录于此)。

35．10 时心悸案

卢某，男，40 岁。初诊时间：2003 年 2 月 1 日。患者每晨至 10 点心悸，其脉搏亦加快。每发作前先见小便频数，继而下肢颤抖，手足冷。伴有脘腹满胀，脉弦数而浑，舌苔腻。他医曾诊断为肾虚，予补肾药。服后每症状加重，以致不能行走，必须让人架着走。余以为此舌脉均符合痰证，补肾所以加重者，或因补肾药滋腻反助痰，或因补肾而间接助肝，促其气机上逆。治疗当化痰降逆。处方：瓜蒌 15g，清半夏 10g，苏子 10g，桔梗 10g，枳实 15g，厚朴 10g，焦神曲 10g，广藿香 8g，茯苓 12g，石菖蒲 10g，竹茹 13g。服药 1 周症状减轻，3 周后除脘腹或胀外，诸症消退，停药。

36．足热案

张某，女，57 岁。初诊时间：2003 年 4 月 26 日。患者主症为手足热，以足更甚。虽深秋初春，亦必需电扇吹足，否则不寐。伴有脘腹痞满、头蒙，脉弦滑实。考虑此为痰热郁滞阳气而致。处方：瓜蒌 15g，浙贝母 8g（碎），三棱 8g，莪术 8g，枳实 15g，厚朴 10g，黄芩 8g，苏子 10g，麦芽 10g，竹茹 13g。7 剂，每日 1 剂。第 2 周因"非典"未能继续出诊，不知其疗效如何。

37．牙黏案

张某，男，36 岁。初诊时间：2003 年 3 月 15 日。患者觉牙黏，睾丸胀坠，伴有右胁及小腹胀，脉弦滑而弱，尺脉弱甚，舌苔白腻。考虑苔腻、脉滑乃痰作祟，痰伤肾虚，激发肝亢，故令如此。处方：乌药 8g，薤白 10g，橘核 8g，枳实 15g，厚朴 10g，苏子 10g，青皮 10g，郁金 15g，北柴胡 8g，黄芩 8g，竹茹 13g。1 周后症状大减，胀下移至大腿。继服 1 周痊愈。

38．手紫红案

马某，男，51 岁。初诊时间：2002 年 12 月 13 日。主症：自腕以下手紫红、稍木，兼见烦闷、头蒙、胃脘不适。此痰浊阻滞所致。处方：瓜蒌 15g，薤白 10g，生麦芽 10g，地龙 3g，土鳖虫 5g，清半夏 10g，佛手 6g，黄芩 8g，竹茹 13g，石菖蒲 10g，桔梗 10g，苏子 10g，枳实 15g，厚朴 10g。服药 4 周后，诸症皆消。

39．二阴引痛案

张某，男，45 岁。初诊时间：2002 年 1 月 25 日。患者肛门与尿道相引而胀痛，兼见大便溏、肚脐隐隐作痛，舌苔中部腻厚，脉滑弦。考虑此为痰阻会阴所致。处方：广藿香 8g，黄芩 8g，石菖蒲 10g，苏子 10g，桔梗 10g，川贝母 7g（碎），地龙 3g，鸡血藤 30g，秦艽 8g，竹茹 13g，红藤 10g，茯苓 12g，厚朴 10g，楮实子 10g，车前子 8g（纱布包煎）。服药 1 周，症状减轻，2 周后痊愈。后又曾复发，仍以上方化裁治疗，再愈。

40. 自觉空气污浊案

郝某，男，41 岁。初诊时间：2003 年 12 月 5 日。患者自觉空气污浊，吸之难受。兼见心悸阵作、速行则气短、心前区觉抽、午后困倦、咳嗽、痰多，舌苔黄腻，脉浑滞。此为痰浊困脉，心受浊而觉污。处方：瓜蒌 15g，薤白 10g，清半夏 10g，地龙 3g，土鳖虫 5g，黄芩 8g，竹茹 13g，石菖蒲 10g，苏木 8g，川芎 10g。1 周后症状减，2 周后脉变滑，基本痊愈。

41. 夜半卧起案

邱某，女，13 岁。初诊时间：2003 年 9 月 28 日。患儿睡至夜半猝然坐起，两上肢外张如角弓反张状，喉中痰鸣，家长恐慌，领其来诊。平日纳呆。诊其脉，细滑而尺弱。考虑痰食内积，郁热引风。盖痰食内积，必生郁热，热则易引动风木来制，所谓热极生风是也。人之阳气，夜半而内藏，由是盛之于内。热本积矣，今复加阳热，由是而动风。风胜则动，故见是证。治疗当先去其痰食。处方：焦神曲 10g，炒麦芽 10g，鸡内金 7g，清半夏 10g，桔梗 10g，苏子 10g，枳实 15g，厚朴 10g，地龙 3g，石菖蒲 10g，竹茹 13g。3 剂后症状减，纳增，发作时间变短，程度亦轻，继服 6 剂病愈。

42. 短暂失志案

李某，男，54 岁。初诊时间：2003 年 11 月 8 日。患者平素头蒙，目干，健忘，反应迟钝，走路不稳，不能骑自行车。近来时发咬牙，同时伴意识丧失，呼之不应，推之不动。舌苔腻，脉浑，右尚滑，两尺弱。此为痰伤肝肾，判断及记忆力皆受损。处方：瓜蒌 15g，旋覆花 10g，地龙 3g，土鳖虫 5g，茯苓 12g，川芎 10g，郁金 15g，清半夏 10g，桔梗 10g，苏子 10g，石菖蒲 10g，竹茹 13g。服药 1 周后左脉见弦，耳鸣、失志减少。2 周后脉浑减，不再失志。

43. 唇周疮疹案

王某，男，34 岁。初诊时间：2003 年 8 月 30 日。患者环唇生红色疮疹，其大如粟。兼见双下肢色紫肿胀、腰痛，脉沉而滑实。考虑为痰热滞血。处方：旋覆花 10g，山栀子 7g，瓜蒌 15g，枳实 15g，厚朴 10g，三棱 8g，莪术 8g，槟榔片 8g，清半夏 10g，桔梗 10g，苏子 10g，地龙 3g，龙胆草 8g，竹茹 13g。1 周后症状大减，2 周后痊愈。

44. 白带与发疹相关案

徐某，女，33 岁。患者全身散在发疹，疹色鲜红，大于榆钱。所奇者，患者之疹与白带相关：病发前先见白带，疹发则白带减轻。每发于春天，迁延四五个月恒自愈。隔 1 年又发，恒 2 年一发。脉洪滑而数，稍弦，舌苔腻。分析：疹色红者，热也；疹与白带相关者，痰也；脉洪滑而数，稍弦，舌苔腻者，痰证确矣。痰热化疹者，邪欲出也。2 年一发，此理未甚明，抑或 2 年阳有一盛，得盛而发疹乎？治当因势利导。处方：浮萍 5g，蝉衣 8g，牡丹皮 10g，地龙 3g，白鲜皮 10g，桔梗 10g，瓜蒌 15g，败酱草 10g，厚朴 10g，茵陈蒿 15g，黄芩 8g，紫草 7g 等。1 周后，患者颈下、胸上疹增多而大，原疹处则减。2 周后腰以下愈，4 周后痊愈。

45. 吸气腹痛案

李某，男，25 岁。初诊时间：2005 年 1 月 1 日。患者主因吸气腹痛来诊。兼见夜间盗汗，干活乏力，日暮发热，右耳发炎。舌苔黄腻，脉弦滑数，尺弱。分析：苔腻脉滑者，痰盛；日久伤肾，水亏则盗汗；肾虚不能作强，故干活乏力；日暮阳入于阴，肾虚不能配，故热；吸气入肾与痰搏故痛。考虑此为痰证日久，肾家受伤。处方：黄芩 10g，秦艽 8g，广藿香 8g，清半夏 10g，桔梗 10g，焦神曲 10g，厚朴 10g，云苓 10g，石菖蒲 10g，枳实 15g，竹茹 13g。服药 1 周，弦减，大便增多。2 周后诸症皆减，3 周痊愈。

痰证的将养与调护

痰证既发当注意饮食居处、将养调护。否则，纯任药物，有所不济。

（1）禁酒。尤其是白酒、烈性酒。酒属湿热也。观酒之制作，此理可明。古之时做酒必先发酵酒曲。酒曲取五谷为原料，碎之，加水，揉和为团，其做必取三伏之时节。该时节主土，易化，是先得湿热之气也。酒曲既成，即可造酒。造酒时将五谷捣碎，加水蒸煮，是又得湿热之气也。将蒸煮后之酒料，加入酒曲，进行发酵，必发酵充分乃可。是又得土之化也。待发酵成功，即可造酒。造酒时，将此发酵之糜粥放入锅中，加火煮沸，其湿热之汽由上而出，经冷凝而液化是为酒。通观酒之酿造全过程，湿热之气最盛，故此品为湿热之物。湿热、痰热统属于土，故土家实证，当忌此物。如黄疸类疾病多有湿热夹杂，故须戒酒，否则无以愈也。陶隐居云：大寒凝海，惟酒不冰。正说明其性之热。酒既属五谷之精，性又湿热，是痰之一类也，故痰证当戒酒。曾治一患者，王某，男，41 岁。主因嗽痰量多来诊。舌苔偏腻，脉滑急，稍沉。此人之痰与饮酒密切相关，稍饮酒则症状加重。嘱其戒酒。处方：清半夏 10g，桔梗 10g，广藿香 8g，苏子 10g，枳实 15g，厚朴 10g，焦神曲 10g，麦芽 10g，竹茹 13g，茯苓 12g 等。1 周症减，2 周痊愈。痰证不戒酒者，病常难愈。曾治一女性患者卢某，40 岁。初诊时间为 2004 年 5 月 1 日。患者头如物压而沉，手酸难以握物，头恶震动，震动头则全身皆震。舌苔白腻，脉沉滑而尺弱。此为痰证兼有肾虚。肾虚失去衡稳而木易亢，故恶震。处方：瓜蒌 15g，清半夏 10g，桔梗 10g，苏子 10g，远志肉 8g，地龙 6g，楮实子 10g，石菖蒲 10g。服药 1 周，效果不著。经多方询问，乃知其每日饮酒。余于痰证，凡属男子必嘱其戒酒。此为女性，吾未料其嗜酒，故不曾提及。今加询问，乃恍悟其不效之因，因嘱其戒酒，继服 1 周，效果大著。又服 1 周停药。

（2）节饮食。尤其不宜膏粱厚味。盖膏粱厚味最易酿生痰浊也。适量多服芹菜、茴香等绿色蔬菜，以助木之疏泄。肥甘之品所当戒之。若不依法调养，病必难愈。兹举一例。付某，男，30 岁。初诊时间：2004 年 2 月 7 日。患者素喜肥甘厚味，今发腰腿疼痛，阳弱，舌苔腻，脉弦而濡滑。此乃痰伤肾。方用清半夏 10g，竹茹 13g，瓜蒌 15g，苏子 10g 以化痰；旋覆花 10g，桔梗 10g 以化痰生金而助肾；地龙 3g，石菖蒲 10g 通经、化痰、助金以益肾；怀牛膝 15g，楮实子 10g 以补肾。且嘱其少食肥甘，素食为主。服药 2 周，效果不显。问之，乃知其天天食牛肉。余告曰：牛肉味甘入脾，助痰，不可服之。遂戒之。继服前方，效果大显，2 周后痊愈。西医云：牛肉脂肪少，似乎优于猪肉，然在痰证看来，大谬不然。是中医五畜之分入五脏，其理昭昭矣。

（3）少甜腻。甘者入脾而生湿，腻者服之而留着，故甜腻者服之助痰。痰证本为脾土之实，多服甘腻助土之品，病必难愈。张某，女，50 岁。初诊时间：2003 年 9 月 19 日。患者主因咳嗽日久不愈来诊。兼见月经色黑、前期，腰及小腹疼痛，舌苔腻，脉滞涩。考虑此为痰湿阻滞而致血行不畅。处方：瓜蒌 15g，郁金 15g，云苓 12g，远志肉 8g，厚朴 10g，石菖蒲 10g，竹茹 13g，地龙 3g，黄芩 8g，广藿香 8g，桔梗 10g，苏子 10g。1 周后症状不减，余甚疑惑，细思处方之路子无误。乃问其饮食，答曰：每日食月饼，常吃牛肉。余因此恍然大悟：盖月饼甚甘，牛肉入脾，此二物实土者也。痰证为土家之实，服此助土之物，自然难愈。嘱其饮食清淡，再服而愈。

痰证既为土家之实，其所导致之心病，自属子令母实。甘入脾，土家实，少食甘。贾某，男，46 岁。素有胸脘满闷之疾，每吃西瓜则发。盖因西瓜味甘而助土，色红而助心也。盖火为土之母，火盛者多生痰涎，诚因母子相及也。实际上，诸多血瘀之证如脑血栓等，多因痰湿所致。医见血瘀只知活血，不知清痰，活血之术不全矣，活血之效大减矣。

（4）远潮湿。曾见不少痰湿、湿热类疾病，病愈后因洗澡而复发者。

（5）兼气虚者，不宜过劳。数犯此禁，其生难保。牛某，男，48 岁。主因痰多、头蒙、目昏、腿酸于 1997 年 9 月 5 日初诊。用广藿香 8g，党参 10g，黄芪 10g，云茯苓 12g，苏子 10g，清半夏 10g，瓜蒌 15g，麦芽 10g 等以化痰益气。服药 5 剂症状减轻，遂停药。至 1998 年 3 月 6 日，病发如初，复来就诊。原方化裁，随证加减，共服 22 剂，诸症皆消，身体轻松。而后参加建筑队施工，颇劳，更是每日饮酒，半年后猝死。

（6）兼肾虚者，须节房室。若纵欲，痰证难愈，肾虚愈加，肝阳亢于上，恐发中风、晕厥之证。肾虚者又不可滋补太早，因滋补肾家之药，多助痰湿之品。肾主收藏，是愈补痰愈甚，而肾虚不减，痰湿遂成痼疾矣。痰湿既减乃可补肾。补肾有道，未必皆用滋腻呆补之物，余多主张患者服用壮金之物。金旺生水，肾自不虚。试观大白菜，其色白，其性凉，乃合于金。盛夏过后，方可下种；立秋以后，方可速长；霜降过后，其心渐渐裹紧。此物得天之收气也。若天气不凉，秋风不肃是为金气不足，则白菜生长不良，其心虚软而空，势必减产。

（7）痰证患者宜多服养肝之品。如茴香、芹菜等色青之物。

（8）痰证血压高者，一般不宜降压。除血压特高外，痰证血压高者，一般不宜降压。尤其是仅仅低压高者，降压对疾病无利。因该高血压是因为血行不畅，人体之保护性反应，如此降压，并非治病之本，且对病本之治疗不利。张某，男，41 岁。初诊时间：2003 年 12 月 27 日。患者发现心绞痛有 1 年，1月前并发脑血栓，因而失去记忆。现在已经不识数，不认识钟表，不记得自己的岁数，认不清家中之人。舌苔白腻，脉滑甚而弦。大便 2 ~ 3 天一行。处方：瓜蒌 15g，清半夏 10g，枳实 15g，厚朴 10g，苏子 10g，远志肉 8g，石菖蒲10g，地龙 3g，土鳖虫 5g，川芎 10g，竹茹 13g。初服 1 周，心绞痛发作反更频繁，发作程度亦重。余甚纳闷，询之，原来一直用降压药。血压一降，气血更加不畅，故余嘱其停降压药。继服，效果大增。3 周后，心绞痛极少发作，记忆力恢复，已经能快速、准确地回答自己及孩子的岁数，认识家人和熟人。

痰 证 问 答

余作斯《痰证论》，教授研究生学习研究。开题之论文，宣于同道，或有疑惑之人，不明脾实之理，不解痰湿、瘀血、湿热之关系，致有问难。因其未见斯书，故萌疑云，此诚可理解也。吾于是择其要者，为问答之形式，以解惑焉。

第一问　问五脏生痰

问曰：余观诸医，论及痰生，多从五脏立论，谓五脏生痰，而先生却独从脾论，主张脾实生痰，此何谓也？

答曰：《内经》主张治病求本，故首列各脏之"主"。主者，主管也，主司也。五脏各有主管，各有主司。求本必求其主。是以有咳作，主责以肺；有喘发，主责以肾；诸热者，主责于心；诸寒者，主责于肾；诸动者，责之于肝与风；诸湿者，责之于脾与土。设若无"主"，何以定其病位，何以抓纲求本？故百病当求其主，诸证当定其病位、求其病因而析其病机，庶几有章可循。若混言五脏主痰，是无主也。无主则无纲，无纲何以求本？故"五脏生痰"者，等同"无脏生痰"也。夫人之脾胃，主纳水谷，而化精微，故凡水谷之疾及水谷所变，均主于脾也。痰乃水谷之所变，故主于脾也。

第二问　问五脏见痰

问曰：既然痰生于脾，非生于五脏，何以五脏皆可见痰耶？

答曰：人之一体，五脏相关。是故肝有病，可及脾；肺有病，可连肾。诸病均是类推，是为整体观念。如咳虽主责于肺，但咳不拘于肺，五脏有病均可累及于肺而发咳。痰亦如之。痰生于脾土，而不专守于脾土，随经络而流，随气行而动，故脾土有恙，可累及四脏，痰随具体病理机转，亦可达于四脏。或主伤于某一脏，或同时至于数脏，故五脏皆可见痰，非独在脾也。余在痰证的病因病机一节中已有论述。然痰之一物，水谷化成，此显而易见者也，故痰之生，主责于脾也。

第三问　问脾实生痰

问曰：痰生于脾，余既闻矣。但历代医家，多从脾虚生痰立论，先生何以独言脾实生痰耶？其有标新立异之嫌乎？

　　答曰：《内经》云，邪气盛则实，精气夺则虚。痰既生于中土，为患于脾，自属邪气，"邪气盛则实"，故痰证理当为实。今痰生于脾，自是脾实也。至于"脾虚不运而生痰"之说，似乎有理，但细思则不然。盖脾主升清，设若脾虚，清不得生，当溜于下，是为泄泻清稀。《内经》云"清气在下，则生飧泄"是也。此为阴证，当属于"饮"也，即张仲景所谓之"痰饮"，而非今所论之痰也。可见，若云脾虚生饮尚可，云脾虚生痰非也。余试再反而证之：设若人之脾不虚，运化有力，则不生痰乎？常见有人，食欲甚佳，肉满体肥，大腹便便，此等人脾不虚也，然其人岂无痰乎？非也。肥人多痰，斯人久后或发高血脂，或发心血管疾病，或发糖尿病、脂肪肝等等，以中医而分析之，此类病证原本多属于痰证。由此可知，脾实者非不生痰也，而易生痰也。自生理而观之，脾为仓廪之本，主受纳、运化水谷，痰为水谷乖变之物，试问：谷多易乖变耶，谷少易乖变耶？今脾胃受纳有余，假如人当摄入一千卡热量而实际摄入了二千卡，致使中焦有过剩之物，人体有有余之养，此人或见脘腹痞满，或见大腹便便，或见肉臃形肥，此非脾实耶？故云肥人多痰者，乃脾实多痰也。进而言之，脾运化过多，亦为痰证，何者？脾运化水谷而为血，所谓"食入于胃，浊气归心，淫精于脉"；"中焦受气，取汁，变化而赤，是为血"，当此血脂过高，此乃痰证，岂非脾实之咎乎？故曰：营养丰盛则中焦有余，中焦有余则为脾土之实，脾土实则痰湿生，此显而易见者也。故曰：脾实生痰也。诸医家医书所以只言脾虚生痰者，亦因近世之中医书籍只言脾虚，鲜言脾实。或偶云脾实者，亦多为蜻蜓点水，一带而过，不甚明确。更有主张"脾无实证，惟有虚证"者，故将脾之生痰谓为脾虚。此论实际违背了《内经》本旨。因《内经》认为：五脏皆有虚证，亦皆有实证。若再以临床治疗而验之：设若脾虚生痰，则治疗痰证之药，白术、甘草等补益中土之品当作首选。何以治痰不用斯类，而用竹茹等木家药物，或通降泻土之品耶？故痰属于脾实，而非脾虚。余在"古医家对痰证的论述"中有些论述，另有小作《脾实证与繁木泻土》发表于《中医杂志》2004 年第 1 期，可供参考。

第四问　问痰见滑涩

　　问曰：先生言痰证之脉象可见滑脉，亦可见滞涩脉。夫滑与滞涩性状相反、势同冰炭，主病不同也。滑主痰湿而涩主瘀血，何以竟同见于痰证？

　　答曰：滑脉之生本缘痰湿宿食。夫脉者，血之府也。气血运行于其中，今痰湿又至于此，犹泥浆入江河之流水，扩充其流，势遂滔滔，滚滚而至，故当见滑脉。然滑脉又不独主于痰，虽瘀血亦可致滑。余曾数见外伤之新证，诊其脉，多为滑脉，而非涩脉。此似乎与中医基础所言者相左。余多年未得其解，心甚纳闷。后临证之际又多见脑血栓之病，其初全无血栓迹象，诊其脉则多见滑脉。继后，病愈深痼，滑象转而渐渐变滞涩，脑血栓则为易发状态。然一旦脑血栓发作，诊其脉，则又变滑矣。及脑血栓迁延日久，滑又变为滞涩。余因是而悟：痰湿混于脉中，如泥沙入水，初则水势益浩大，故见滔滔之势，其脉滑矣。然水有泥沙，其势易塞，日久水少，则水流渐塞，其脉滞涩矣。迨至血栓初发，血行为之壅郁，正气受激而抗争，此如战争时期运输之繁忙，故又见滑象。日久，正气渐渐亏乏，则如久战之后，物资大耗，财源匮乏，虽欲运输，怎奈无物，故又见滞涩矣。痰湿之脉，轻则见滑，重则见滞涩；初期见滑，后期见滞涩。滑与滞涩其象虽相反，其因或相同。物极必反，实乃天道，哲理如斯，脉亦如之。

第五问　问痰见肥瘦

问曰：先生言痰证之形体可见肥胖，亦可见消瘦。夫肥胖与消瘦体形相反者也，理当病因病机不同，今既同主痰证，则病因病机其相同乎？此何谓也？

答曰：一般而言，营养丰盛，脾土之源则富足，故运其精微，布达全身，化生五行，而养五脏。其所余之水谷精微，则贮之于体内化生为肉。因所余者多，故肉为之满，形为之臃，而见肥胖焉。观今世之人，肥胖者多，实由此也。是肥胖者，营养丰盛—脾实—痰证—此常态也。然有常有变，自然之法也。犬或似于狼，而忠奸有别；桃叶肖于柳，而甘苦迥异。是故大奸似忠，大辩若讷，大智若愚。以医而言，则大实而有羸象，至虚乃有盛候，痰证亦然。设或营养过盛，脾之源过充，摄纳太过而其运化之力相对不及，于是，食缘于壅而积于中土，脾遭之困而运化不逮。如是，水谷之精微反不得上达、四布，故肌肉日削，而见消瘦矣。消瘦之于肥胖，其体形虽相反，机理或相同，此之谓也。亦有因胖而致瘦者，此又不可不知。盖因物极必反，天理如是。常见糖尿病患者，病未发时，体甚肥胖。迨至糖尿病发，而体形渐渐消瘦，与当初判若两人。此由肥变瘦之典型者也。亦有原本肥胖之人，因其痰浊下溜，发为泄泻，久而不愈，遂变消瘦。张仲景有言："其人素盛今瘦，水走肠间，沥沥有声，谓之痰饮。"素盛今瘦者，由肥胖变消瘦也，所以然者，痰饮同水谷，俱下溜于大肠之泄泻使然。故痰证患者，肥胖者固然多多，然消瘦者未必非痰，此又不可不知也。

第六问　问痰与瘀血

问曰：痰湿与瘀血是何关系？先生治疗脑血栓等疾患何以不重瘀血而主痰湿？

答曰：所谓瘀血者，血凝结抟聚者是也。瘀血本因流行不畅而发。是故不论何因，凡可导致血行稽迟、塞滞者，皆可成为瘀血。譬如：人局部遭受外伤，气因之凑而聚集，壅郁而致瘀血也。痰之致瘀，理亦如之。夫食入于胃，其精华为浊气上奉心、脉——"所谓中焦受气，取汁也"；所谓"食气入胃，浊气归心，淫精于脉"也。若进而变化为赤，则为血。当其未变，则为饮食精微；其或过量，或行失其常，功能异变，则为痰浊矣。今痰湿既成，混于脉中，或随血而赤，留滞筋络，初则经脉暴张，只有成瘀之因，不见瘀血之象，久则碍于血行，如泥沙淤阻河道，遂有瘀血之机，瘀血渐成矣。以是观之，痰湿在先而瘀血在后。痰湿者，瘀血之因；瘀血者，痰湿之果。故有治，首当医其因。治其痰湿，乃瘀血治本之法也，治未病之上策也。余查今日之民生，实多膏粱厚味之患，是以血阻之证多发，阻于心则心绞痛或心肌梗死，阻于脉则发高血压或脉管炎，阻于脑则脑血栓成矣。究斯种种，实缘于痰浊为患。余观脑血栓患者，初多高血脂，血压高，脉见滑象，此痰湿也。虽为痰湿却无脑血栓之虞。及其日久，滑反变滞涩，血压不高或仅为低压高，脉压差小，此时则极易发脑血栓病。值此之时，亟祛其痰，而治其本，或兼通络则血栓可得以避免。及至于脑血栓既成，则痰湿瘀血并存，治疗当痰湿瘀血并治矣。然病至于此，内脏已伤，经络已塞，譬如道路已坏，虽尽力修补，亦难保如初矣。故后遗诸症，多难避免。故曰：治瘀血者，治已病之下策也。

第七问　问滞涩之脉

问曰：滞脉与涩脉有何区别？

答曰：脉学、中医基础诸书习惯将涩脉定格为瘀血。而痰湿证之重者、久者，脉象亦为涩滞。此滞涩者，非为瘀血，乃痰湿也。故浑言涩脉，无以示痰湿、瘀血之区别，余是以名其脉曰滞。滞者，如黄河泥水之流动，浑浊而黏，流之不畅；而涩者，如病蚕食叶，脉见细弱，既慢且难。然滞脉常无细弱之象，亦未必慢也。以病程而言，涩在后，滞在先也。

第八问　问何为浑脉

问曰：何为浑脉？浑脉亦为先生之首创乎？

答曰：浑者，浑浊之谓也。诊其脉象，频率、次数之间，不甚分明，或呈连绵之象，如泥水之流，浑而不断，故曰浑脉。脉象"浑浑"之描述，首见《内经》。《素问·脉要精微论》曰："夫脉者，血之府也，长则气治，短则气病，数则烦心，大则病进，上盛则气高，下盛则气胀，代则气衰，细则气少，涩则心痛。浑浑革至如涌泉，病进而色弊，绵绵其去如弦绝，死。"是《内经》首提浑脉之名，非余所首创也。夫浑脉者，痰浊在脉，浑浊欲阻，故见此象。

第九问　问痰与饮

问曰：痰之于饮，同一物耶，不同类耶？

答曰：古代痰饮并称，或将痰饮列为饮证之一。如《金匮要略》曰："夫饮有四，何谓也？……有痰饮，有悬饮，有溢饮，有支饮。""其人素盛今瘦，水走肠间，沥沥有声，谓之痰饮。"仲景之论直至于今，世人法之。然自余观之，痰之于饮，乃非同物。虽属同类而稍有区别。约而言之，痰与饮同出脾胃，俱为水谷之乖变，此其同也。然饮之质清稀，主由水化；痰之质较稠厚，主由谷变；饮皆属阴，其治宜温；痰分阴阳，阳者多而阴者少，其治亦有温凉之别；饮乃寒湿之气相搏，性多下溜；痰乃湿热之气相合，可上可下。若论痰升降之趋势，概而言之，热多寒少，或并肝木之气遂升；寒多热少，或合大肠金气乃下。故饮者，阴寒者也；痰者，阳热居多也。亦有阳热不著者，因痰之体为阴，故易下降，此虽降，有别于饮下流之清稀寒凉也。张仲景重寒，故重饮。其痰饮一篇，主论饮也。

第十问　问痰之形

问曰：前人之论痰，除肺中咳唾而出者外，大率谓痰为无形之物。似此，有形之痰其类极少，诊断尚易；无形之痰甚多，诊断又难，先生以为然否？

答曰：今日《中医基础理论》《中医诊断》诸书将痰分为有形、无形两类。而有形之痰仅限于咳唾而出者。此说未为恰当。盖痰证有形者多，且不拘于肺中所出者。诸凡心、肝、肾、胃、大肠、膀胱、胆、脉、九窍、皮肤，皆有有形之痰。约略言之：与肺中咳唾所出类似者，皆痰也。如：胃中所呕吐出之黏沫、小儿口角所流出的涎液、妇女所下之白带、大便所排之黏浊物、尿中所出之白浊、鼻中所出之浊涕，诸如此类，皆与肺中咳唾之物相类者也，故俱为痰。他如眼中多眵、耳朵中多耳屎、面部油腻、皮肤中多黏汗，亦皆与肺中咳唾之物相类者也，故俱为痰。痰既生成，聚集而固，可成痰核、结石，如皮肤及腘窝囊肿、肝胆结石、尿路结石、扁桃腺或淋巴结等组织之慢性肿大，似此之类，虽与肺中咳唾之物或相类似，或非类似，但其初多为痰证，迁延日久乃成此形著之物。究其源，俱是痰证。另有许多痰证肉眼虽不可见，但借助仪器或在显微镜下则可见其具有"痰"之形态，如动脉中之粥样胆固醇、肝中之脂肪过多、血管中之血液黏稠，亦皆属于痰证。可见，若能细细观察，用心体悟，痰证之有形者多矣。由于当代科技水平所限，眼下尚属无形之痰证亦可借助其征象而察之，如痰之为物，其性呆滞、污浊、浑滑、黏腻，故脉见浑滞或滑，症见呆滞迟钝，皆为痰证矣。审察其有形，体悟其无形，则痰证之诊断不难矣。

103

第十一问　问痰邪之治

问曰：痰既源于水谷之乖变，则为邪也。对此邪，杀灭耶？清除耶？

答曰：痰诚由水谷乖变而成也，此视之可知。痰之既成可谓之邪。但中医之治邪非同于西医，未必皆予杀灭。或条其木而扬除之，或肃其金而下驱之。驱除之外尚有转化——化痰为正之法，此治疗痰证之王道妙法也。究其原委，正之与邪本可互化者也。正之太过，正失其所，则为邪。譬如胆固醇，本为人体血管之正常物质，一旦太过，其量有余，即为邪气；大肠之中，本有杆菌，此为人体正常之物也，一旦失所易位，如上升至胃，流行入血则为邪气矣。反向推理，邪气重新得其位，重新适其量则化为正矣。余之治疗痰证有化金汤，即化痰为正之法也。

第十二问　问痰与湿热

问曰：余观先生所论痰证，与医家所论湿热或竟相同。其痰与湿热乃一证乎？不然，痰证与湿热是何关系？

答曰：湿热之气合于脾胃，为土之气。长夏季节，天气湿热最著，土之时也。若其时湿热太过，土之实也；若其时湿热不及，土之虚也。而痰生中土，合于脾胃，为土家之实证，故痰证与湿热同属于脾胃之实，性质相同者也。因其性质相同，故治疗之法亦近似。大抵以木疏之，或竟泻土。但若论湿热与痰证之细微区别，则痰证质地多较稠厚，湿热之质地多偏清稀；湿热多无具体有形之物可见，而痰证多为有形之物，或肉眼可察，或借助仪器可见，如冠状动脉中之粥样物、咳嗽而出之气管分泌物、黏稠之鼻涕、囊肿中之浊物、阴下之白带、结核病灶中之干酪样物等。若论治疗虽大略相同，然亦有区别。湿热既多无形，可予利水渗湿之品，如茯苓、猪苓、车前之类；痰证既多有形，治疗多用化痰涤痰开窍之品，如半夏、瓜蒌、远志、苏子之类。若利水渗湿，常难奏效，或用之痰反变胶黏，而成痼疾。

第十三问　问怪证多痰

问曰：痰证之为病多见怪异之症状。古人曾有"怪证多痰"之语，余不知其所以然，愿卒闻之。

答曰：所谓怪证多系感觉奇特，表象奇异。所谓怪者，不常见也。常见则不怪。不常见者，变异也。变异多因于肝、风、木。风性主动、主变也。痰乃脾土之实。脾土既盛，乃凌犯他脏，肾肝乃首当其冲。以肾为水，肝为木，皆与土为对宫之故也。肾属水，位于下，为人之基础，起稳定作用。是以海岛之地因多水而气候稳定，沙漠之处因缺水而忽冷忽热。男人之二八，女人之二七，肾气适盛，性情多稳定；迫至年老肾亏，乃性情不稳。如女人之七七，性格骤变，肾虚使然也。今肾家既虚，证候变化无常矣。肝为木，为谋虑之主，为罢极（罢极乃正确分析判断之义）之本，为人之谋划、分析、判断所从出。今木被土制，谋虑、分析、判断皆失准矣，故见各种感觉异常；木变而失常，常态不出，故有怪象，怪证作矣。

第十四问　问痰之逆顺

问曰：先生云痰为阴邪，下降为顺，是顺则易治矣。上则为逆，逆当难治矣。临床所见，果如是乎？

答曰：大率如此，非尽然也。具体病理又当细辨。痰以下降为顺，然下降之痰或有逆者。如痰之犯肝木，而见前阴、膝、筋诸病，此为土实侮木，逆者也。治疗需费时日，或甚缠绵。痰上者虽多逆，亦有顺者，如中焦之痰，上达于肺，而出其窍，嗽而出痰，此为土实及金，母病及子。其轻者，虽不治，或无大碍；稍重者，治之多易，因其顺也。由是而观之，未可一律言痰证上逆下顺，然大率如此也。又，痰之体虽阴，然又有兼夹风火之阳者也。

第十五问　问痰与二便

问曰：先生论痰证之诊断，有大便溏而不爽，或初头硬而后溏；小便细涩不畅，排解无力。夫二便者，肾所主也，先生何以从痰而论？

答曰：肝主疏泄。疏者，疏散、疏通、疏解；泄者，排泄、发泄。肝之疏泄，不惟情志之发泄，凡体内之物当外出者，皆赖肝疏泄之能也。汗当出不出，便当排不排，尿当撒不撒，乃至出而不畅、泻而不爽者，皆因肝失职也。然肝何以失职？除却年老肝虚之外，有痰浊为患，有肺热炎灼。其痰浊为患，乃常见之因也。痰浊为土实，土实而侮伤肝木，肝木难以正常疏泄，是以二便不爽矣。且肝主筋，肛门括约肌、膀胱括约肌等皆属筋，皆为肝之所主。故二便不畅，多责于肝，而缘于痰矣。况痰浊之性本黏滞不爽，故排泄见黏滞不爽者，显然为痰证也。况《内经》曰："前阴者，宗筋之所聚，太阴阳明之所合也。""肝壅则两胁满，卧则惊悸，不得小便。"是前阴本为肝之所主，小便关乎肝矣。土属太阴阳明，故痰浊可至于前阴，而侮肝木矣。

第十六问　问治痰药物

问曰：先生论治痰药物或与前贤吻合，或与前贤出入。有许多药物前贤并未言其治痰，先生独用于痰证，其理安在？

答曰：中医关于痰证之理论乃随历史进展渐次形成，是故痰证理论之形成，实乃前哲开其端，吾人继其后，悟而有得，阐发新义，扩而充之，发而扬之，光而大之，学说乃成。故前哲所列之药物，实践证实有效者也，吾辈自当因袭而用之。前哲未发现者，吾辈有所觉悟，稽之实践有据，验之临床有效。此正为发扬之所在。如痰证既属脾实，据五行理论，则繁木可制土实，故荣木之品，可治痰也。如黄芩之类即是。余思黄芩，中枯者为上，其又名腐肠，以其中空如府，色青中带黄，胆腑之药也。胃之逆，得胆气而可降，降则痰遂得下；生金可消耗土实，故肃降之品，可治痰也，如厚朴之类即是。厚朴外皮白而内瓤紫，是得肺肝之气也。肺降而中痰得消，肝治而脾实因除，痰证可愈也。是所谓医理、药理，本一理也。格物致知，明药之性，循医理而用之，则可发明前人所未发也。由是而观之，中医发展斯乃其一途也。

第十七问　问滑脉别病

问曰：先生云痰见滑脉，吾信之矣。然滑脉不独主痰，更主他病。《濒湖脉诀》曰："滑脉原因脏气衰，痰生百病湿生灾，上为吐逆下蓄血，女脉调时定有胎。"如此宿食、妊娠等，既见痰证，又见此病，将何以别之？

答曰：疾病甚多，难以胜计，而脉之种类无多。《脉学》所计不过28部，故一脉非必主一病，而可有数疾。临证者当详审焉。滑脉之来见于痰证，此种情况甚多。痰证之外尚有宿食，宿食在胃，脉亦见滑。然宿食与中焦痰证，其本质并无二致，皆属于中土之实。痰证之在中，当主治以下法，宿食在中，其治亦为下法。但审其中焦痞满，矢气则舒，脉见滑象而只须下之。由是而观之，中焦痰证之与宿食乃病因相类、病机相同者也，治法相同者也。若脉滑而痰不在中焦，则宿食见脘腹痞满，而痰证则见他证也，自可区分。宿食之外，尚有妊娠。妊娠之脉滑，症见恶心、呕吐等，颇与痰证同，其治疗亦主用化痰降浊之法，是病机相同、治疗相同者也。若必求区别，则尽可配合其他诊法。然治疗既同，论病之区别乃在其次也。

第十八问　问痰之因果

问曰：张景岳论痰谓《内经》不言痰者，以痰乃病之结果，非病之原因也。而子之论痰，乃多将其作病因看待，何也？

答曰：张景岳诚然认为痰为患病之结果，而非致病之原因。然尺有所短，此乃其局限之处也。若必以痰为病之果，则营养过剩，致肥胖症、高血压病等，果何解释？临床所见，确有先见他病，而后见痰涎壅盛者，然此亦非绝对为病之果。譬如：风邪犯肺，有咳嗽而吐痰者，亦有咳嗽而不吐痰者。尽管不吐痰者，病前未见其痰，然必先有痰涎在肺蕴蓄也。此不过风性开泄，将其蕴蓄之痰外泄也。再如中风偏瘫之证，西医谓脑血管意外。方其未病之时，人或未见痰涎，但恒已有痰证之舌脉在焉，及大病发生，则方见喉中痰声辘辘。此非病后生痰，实乃因痰而病也。就余观之，此类患者其发病过程恒为：膏粱厚味——痰浊内壅——经脉阻滞——血瘀经闭，脑血管意外于是而发。由是观之，痰其病之果耶，其病之因耶？退而言之，或有痰为病果者，亦非绝对非病因也。盖病生于先、痰见于后者，此痰即又反成病之因也。因此，痰不除则病有根据之地，有隐蔽之堡垒，一旦痰除，病邪则易于消散。如前述之长期感冒即是。盖感冒者，风邪为患也。风性走散，易开泄，易散失，如是则病虽不治，恒有自愈者，只缘风与痰恋，乃至迁延日久。是斯痰也，堪称病因，又何疑哉？

第十九问　问诸痰概念

问曰：读子之书，有痰热、痰火、痰浊、痰湿诸概念，是同名异谓耶，抑或各有所指耶？

答曰：痰之概念已见书中，开篇即已论之。然痰常兼挟他气（邪）而为患，是有诸名。约而论之，痰挟盛火，共同肆虐，是谓痰火；痰挟火而非盛，是谓痰热；痰挟火不明显，唯痰作祟，或痰甚胶黏，是谓痰浊；痰体不稠，或夹寒湿，则称痰湿。痰火、痰热以犯上者为主；痰浊、痰湿以下溜者为多。此其大概也，然此又不可拘泥。痰热有侵下焦者，是故有热痢之疾；痰浊有犯上焦者，是故有肺家之多唾而痰稀。读者自不必拘泥，仍当活看也。

第二十问　问升降

问曰：子论竹茹，云竹茹入胆，胆为阳而主降，是为阴升阳降。夫阳性主升，如火则炎于上，故阳在于上。子何云阳降耶？

答曰：阳在上，阴在下，诚天地之位也。故天在上，而地在下（此以人所见而论，非可用天体物理来论也）；日丽于中天，水潜于下极。在人亦应之，故清阳在上，浊阴在下；清阳出上窍，浊阴出下窍。然天地之道，其生机全在阴阳相交。天之日光，下煦于大地，大地于是有万物滋生；地之水气，上腾于天际，而气候和润，云行雨施。若天之热不煦于大地，则冰封万里，寒彻于骨，万物沉寂，生机肃杀矣。在人而言，阳之温热，欲常下达，则足温而在下之水不得泛滥；阴之凉润，恒欲上濡，则头目清爽而在上之阳不得焚灼。若在上之阳亢而不下，则在下之水不得温煦，而见足凉脚肿；在下之阴凝而不上，则在上之火不得滋润，而见神昏、心烦、脱汗。天道、人道，皆贵阴阳相交，交则泰，不交则否。设若阳越而出于上，阴凝而闭于下，则死不旋踵矣。是故阳热之病常在上部，如牙痛、目赤等；阴寒之疾常在下部，如足凉、脚肿等。如此者，皆因其阴阳未交，即：阴未得顺畅上升，阳未得顺畅下降也。

医学求真篇

　　上古之时，从圣人至学者，治学唯谨。岐黄深思明辨，穷天之纪，绝地之理，尽人之事，乃作《内经》，是为中医学术之渊源。《内经》既出，医理于是乎明，规矩自斯而定。移易万年，验之不爽。以治古病，历试而俱效；用医今疾，法而变通，故有新术。是知古人治学，惟严惟谨。虽迄于后，如《吕氏春秋》，尚传悬赏纠错之佳话。是知学问之难作，因其正而可以济百世，由其错乃能误众人。作书之人，能不慎欤！余之书当出之际，每思其难比古人，心中不免凄惶恐惧。然数十年来，学者读经多有失察，错误之处比比皆是。如曰：脾无实证，肾无实证。据此推论，水将无可伐，土则惟有补。五行之生克乘侮在此则失灵，中医之五脏必然偏倾。中医之理论自是残缺不全，不成系统，更何谈哲理！他如误"罢极"为疲劳，则肝脾之功能淆乱；将中精作藏精，则胆之功能被掩，且混乱脏腑之别。再如，针灸之经穴共 361 穴，而名称有误者已有多穴。如称足厥阴肝经之"行间"（读 háng jiān）为 xíng jiān，则将军队行伍之义遂掩；谓"率谷"（读 lǜ gǔ）为 Shuài gǔ 则古人之解剖知识被忽。凡此种种，虽缘于为医者疏于文，亦莫非治学者欠严谨。古云：当仁不让，吾于是为文，直斥其非，兹列于下。非出厚古薄今之情，实深信心静神定，殚精竭虑，躬自体验，今人实不及古人。今揭其短而正其误，不惟使经典复明，亦籍以警来者。

108

脾实证与繁木泻土

近世之中医基础诸书多言脾虚，少言脾实。1至4版高等中医药院校中医专业教材皆认为"脾无实证，肾无实证"。6版教材虽提到了"脾实"，但语焉不详。至于谈到脾无实证、肾无实证的理由，诸家大多认为脾藏营，为气血生化之源，为后天之本；肾藏精，为先天之本，为性命之根，精气血为人体之宝，自无"实"之一说。其言似乎凿凿有据。但细思便会疑窦丛生：肺、肝、心与脾皆为五脏之一，皆"藏精气而不泻"，何以它脏皆有实证，唯脾肾独无？既然五脏所藏都是"精气"，若言肾所藏之精、脾所藏之营为人之宝，则肺所藏之气、肝所藏之血，何者非宝？且五脏合于五行、六气，五者有一缺失，人必不生；五者有一偏颇，人则疾病。《素问·天元纪大论》曰："五行之治，各有太过不及也。"五行、六气皆有太过、不及，太过则为实。肝肺既有太过，脾肾何能独见不足？且以天地而言，长夏之时，淫雨霏霏，连绵不休，岂非土之太过？以人而言，脾主肉。若恣食膏粱厚味，以致大腹便便，形体丰腴，乃至肉多而臃，似此岂非脾之实证？事实上，《内经》不止一处提到过"脾实"。如《素问·玉机真藏论》帝曰："脾为孤脏，中央土以灌四旁，其太过与不及，其病皆何如？"岐伯曰："太过则令人四肢不举。"此处的"太过"即脾实。《灵枢·经脉》云："脾足太阴之脉……是动则病舌本强，食则呕……黄疸……盛则泻之，虚则补之。"对于需要泻之的"盛"，分明是指脾实。《素问·气交变大论》云："岁土太过，雨湿流行，肾水受邪。民病腹痛……饮发，中满，食减，四肢不举……病腹满、溏泄、肠鸣。"土太过，脾则实。《灵枢·本神》更明确指出了脾之实证："脾藏营，营舍意，脾气虚则四肢不用，五脏不安；实则腹胀、经溲不利。"脾主土，肾主水，皆为五行之一，故皆有太过、不及，太过即实证也。由此观之，五脏皆有虚证，皆有实证，脾脏、肾脏亦未能例外。这才是《内经》的本旨。

脾脏、肾脏皆有实证，这不仅有明确的理论根据，也有前哲相应的治疗病例。现仅举脾实病例于下。《金匮要略》设黄疸专篇，创茵陈蒿汤，今人沿用为阳黄之首选方剂。盖阳黄乃湿热为患，湿热者，脾土之气。湿热有余，即脾土之有余；黄色者，脾土之色。阳黄者，色甚黄而亮。此脾土有余之色，脾之实证也。实际上，上文所引《灵枢·经脉》篇的引文已经指出黄疸为脾实。脾土既然有余，根据五行学说，其治自然应当主之以木，故余称之为繁木制土。试以茵陈蒿汤言之。方名冠以茵陈蒿者，因茵陈蒿为属木之药（茵陈蒿色青，当春先绿，采用于阳春三月，虽干犹青，故属木药）。主用之义即在以木制土；大黄、山栀子色黄而苦寒、善泻，作为方中之辅药以荡涤胃肠，而泻脾土之实；山栀子入三焦，更能通水道，使邪从水道而导出。诸药合用，以治湿热之阳黄。由此可知：茵陈蒿汤是治疗脾实证的名方，故曰：脾有实证。

前哲对脾实的记载和治疗经验在当今具有重要的现实意义。因当今人们的生活水平提高，营养太过的现象甚为多见，故脾实证正在呈现高发趋势。如肥胖证即为脾实证之一。盖脾主肉，脾实则肉多而壅。根据《内经》的理论，脾土有余，则当泻之，土实当制之以木。余以此为思路，采用繁木泻土之法论治肥胖证，取得了很好的效果。兹举一例。黄某，女，7 岁。初诊时间：2002年 10 月 25 日。患儿主因多食、肥胖来诊。兼见：腹大身圆，便秘，视力减退，自觉脘腹痞满，弯腰不便，午后尤甚。脉细滑。此缘营养太过，脾为之实。脾实则肉壅。脘腹在位属脾，脾实则满。午后在时属脾，故午后症状加重。处方：瓜蒌 15g，川续断 10g，黄芩 8g，生麦芽 10g，女贞子 10g，浙贝母8g（碎），杭白芍 15g，竹茹 13g，清半夏 10g，槟榔片 8g，炒莱菔子 10g，枳实 15g，厚朴 10g，苏子 10g，桔梗 12g。方中黄芩、麦芽、杭白芍、竹茹、川续断等以繁木抑土；半夏、瓜蒌、苏子、贝母、桔梗等以化痰，因肥人多痰也；枳实、厚朴、莱菔子等以通导而泻土。服药 1 周后脘腹痞满减轻；2 周后食量减；5 周后身见瘦，体重减 2kg，原先所穿之裤子，现因太肥而不能穿。

（注：本文发表于 2004 年第 1 期《中医杂志》）

罢极与罢极失准证

张德英　杨鹏举*

《素问·六节藏象论》讨论人体五藏的功能，曰："肝者，罢极之本，魂之居也。"对其"罢极"二字，历代注释者多以"疲劳"为注。如：吴崑注："动作劳甚，谓之罢极。肝主筋，筋主运动，故为罢极之本。"5版教材《内经讲义》注："罢，音义同疲；极，'燕人谓劳曰极'。罢极，即劳困的意思。"6版教材《内经讲义》则以"耐劳"作解：罢，通"羆"，即熊之雌者，其义为胜，耐劳而多勇力。

笔者认为，诸家注释均不妥。其一，因《六节藏象》所论各脏之"本"均为其最基本、最主要的功能，而肝的主要功能并非"劳"或"疲"。尽管肝主筋，筋束骨，按照西医的观点似乎与运动有关，但中医从未言肝主"劳作"。即使是运动所导致的疲劳，按照中医的理论，也应该主要缘于气耗或气虚。而脾才是气血生化之源。脾又主肉，主四肢，所以中医所言之疲劳多责之以脾。验之临床，大凡以疲劳为主要表现的病证也确实主以健脾益气（或加利湿）的治疗方法，如四君子汤、补中益气汤、归脾汤等治疗神疲乏力的方剂均从脾治，而非主以肝。其二，《六节藏象论》在此处是在谈各个脏的生理功能，而并非在谈病理。而"疲劳"一词不属于生理功能，而具有病理意义。若将其放在此处，于上下文之意义及体例不相一致。至于6版教材的观点，"罢"虽通"羆"，但将"羆"解为"耐劳"则显牵强。而且此说难以把"羆"与"极"连起来做一个合理的解释。即使作"耐劳"解，虽可勉强将其放在原文讨论功能处，但这一功能与他处经文对肝之功能的讨论无法吻合，故把"罢极"解释为"耐劳"亦非恰当。

通观《内经》，肝为将军之官，主谋虑；胆与之为表里，为中正之官，主决断。此方为肝的最主要、最基本功能（或曰基本特性），故笔者认为，"罢极"本为"正确判断"之义。罢同"副"，读作pi，四声，义从刀，原义为剖分，为分析，为审，为判断。如：《尔雅·释诂下》曰："副，审也。"极，从木，原指房屋的中栋、正梁，义为"中，正中"。如《广雅·释言》曰："极，中也。"合而观之，"罢极"之义为"中正分析""正确判断"。如此，则与《内经》其他处所论之"肝主谋虑，胆主决断"恰恰合拍。"将军之官"贵在

"有谋略";"中正之官"贵在"明辨是非"。如此,"罢极"之义,昭然而明朗。

明确"罢极"的含义对于临床具有重大的指导意义。笔者临床所见,有许多患者(尤其是老年痴呆和早老痴呆患者)其主诉为:头脑思维不清楚,遇到事情就不知道如何处理;或曰遇到事情心就乱,拿不定主意。对此类患者,根据"罢极"之义,从肝胆论治,常常收效甚佳。举例如下。

例1:袁某,女,68岁。初诊时间:2000年7月9日。症见:精神呆滞,反应迟钝,若问之,良久乃答,或回答欠准,答非所问。兼见:头蒙,不欲食。脉滑甚,舌尖红,苔偏腻。此为痰浊作祟,肝受其侮。肝本主谋虑,今受邪而谋虑不佳,罢极失准证也。处方:石菖蒲10g,黄芩8g,桔梗10g,苏子10g,地龙3g,麦芽10g,北柴胡8g,竹茹13g,以疏调肝胆,化痰开窍。治疗后症状渐减。上方随证加减,6周后,反应灵敏,思维几如常人。10月因他病再次来诊,上症未再复发。

例2:张某,女,24岁。初诊时间:2000年5月6日。主症:遇事判断迟缓,胆小,无缘无故心中害怕。兼见:两膝无力,眼黑,月经前后无定期。此属痰浊为患,肝胆受侮。肝主决断,故见判断迟缓;肝主筋,膝为筋之府,故两膝无力;肝开窍于目,肝受痰侮,故见眼黑;肝主疏泄而与月经来潮关系密切,故见经期紊乱。此为肝胆之虚,导致罢极失准。处方:桑寄生10g,竹茹13g,川续断10g,茵陈蒿15g,麦芽10g,当归12g,鸡血藤30g等以调补肝胆。治疗3周后,遇事判断变快,胆亦变大,不觉害怕。月经亦按时来潮,眼、膝症状亦消失。

例3:李某,女,7岁。初诊时间:1998年12月6日。患儿主症:小便不畅,淋漓难尽,时时"转向"(方向错判,又称调向),夜半醒时"撒癔证"(地方俗语——表现为思维混乱,行为失去理智)。诊其脉,弦细而滑。此因肝胆亏虚,疏泄失常,故见小便淋漓不畅;罢极失准,故见"转向""撒癔证"。杭白芍15g,赤芍药10g,生山楂10g,当归12g,茵陈蒿15g,北柴胡8g,郁金15g,生麦芽10g,黄芪10g等以补肝,加减治疗4周痊愈。

总之,罢极的真正含义是正确分析、准确判断,此功能与肝主谋虑、胆主决断相一致。明确此点,对于治疗思维迟钝、判断失准的疾病,如老年(早老)性痴呆等具有重要的指导意义。

*杨鹏举:河北中医学院。

(注:本文发表于2004年第3期《陕西中医》杂志)

"中精"之本义及其临床意义

一、对"中精"的传统解释

《灵枢·本输》曰:"肝合胆,胆者,中精之府。"对其"中精"二字,杨上善注曰:"胆不同肠胃受传糟粕,惟藏精液于中。"后世注家多依此解,以为《灵枢》所指胆之功能是主藏精汁。如5版高等中医药院校教材《内经讲义》注曰:"胆是贮藏精汁的脏器,与六腑贮藏或转输浊物有所不同,胆汁中清不浊,故称为中精之府。"中医等专业用21世纪课程教材《中医基础理论》曰:"古人认为胆汁是精纯、清净的精微物质,故胆有'中精之府'……之称。"总之,对"中精"二字的解释,人们多从隋朝杨上善以"内藏精汁"作解。但这样的解释显然有不合理之处:①混淆了脏与腑的功能区别。根据《内经》的经文,"藏精气"描述的是脏这一大类的总体功能,"藏精"描述的是肾脏的功能。胆为六腑之一,六腑的功能是"传化物而不藏",既是"不藏",怎能云其"内藏精汁"?如"胃者,五谷之腑"、"膀胱者,津液之腑",我们不能将其理解为胃主"藏"五谷、膀胱主"藏"津液。可见,若从"内藏精汁"来分析,胆的功能将混同于五脏。因为五脏才是"藏精气而不泻"。所以,胆既为六腑,不应该以五脏的功能作为其基本功能的代表,而曰"中精之腑"。②"藏精汁"使人无法理解胆腑的功能。对于"六腑"之每一腑的功能,《内经》在称其为"某某腑""某某官"的时候,都是该腑的最主要、最基本,也是最容易理解的功能。如"胃者,五谷之腑";"膀胱者,津液之腑"……读者很容易理解胃与五谷的关系、膀胱与津液的关系。但若将"中精"理解为"精汁",我们将无法理解胆与"精汁"的关系,并且无法将胆和膀胱的功能加以区分。所以"中精"若作"内藏精汁"解则无法代表胆的基本功能。③胆中之汁非清。胆中所存留的汁液并非清净。胆汁其外观有颜色,而其液体亦非清亮。如若勉强将其与小肠、大肠中之内容物进行比较的话,那么,膀胱中所存留之物可能比胆更清亮一些。由此可见,我们对"中精"存在着错误的解读。

二、"中精"的本义

中,其义为正,为不偏不倚。如《周礼·地官·大司徒》曰:"以五礼防万民之伪,而教之中。"《晏子春秋·内篇问上》曰:"衣冠不中,不敢以入朝。"此处的中,即是"正、不偏斜"的意思。精,其义为明亮,精明。如

《申子·大体》云："镜设精无为，而美恶自备；衡设平无为，而轻重自得。"此处的精即是"明"的意思。至于精为"精明"之义，至今犹是，如我们常说"某某很精"。所以"中精"之本义乃"公正而明"之意。这样我们就揭示了长期未能明确的胆腑的基本功能——公正而明。同时，我们也就能够将其和《内经》中其他篇章中对胆腑功能的描述统一起来。如《素问·灵兰秘典论》曰："胆者，中正之官，决断出焉。"一曰"中精"，一曰"中正"，两相对照，其义昭然。中医的胆腑是公正精明的，其基本功能是决断和判断。判断和决断离不开"公正和精明"；只有"公正和精明"，才能进行正确的判断和决断。这样不仅胆的功能实现了统一，而且胆的"明正"和肝的"谋虑"亦两相呼应，表里契合。

三、胆之"中精"在临床上的意义

胆为中精之腑，为中正之官，主司人的决断，这在医疗实践中有着重要的指导意义。临床所见胆腑受邪或胆家虚损者，病人常常表现为遇事昏昏然，或犹豫不决，或决断迟缓。即病人主诉中所谓"遇事拿不定主意"。对此类病例，余主要调治胆，多能获得良好的疗效。兹举一例。张某，女，24 岁。初诊时间：2000 年 5 月 6 日。主症：遇事判断迟缓，反应慢，无主意；胆小，无缘无故心中害怕。兼见：两膝无力，眼黑，月经前后无定期，脉弱，左关了无弦意。分析：此属肝胆虚弱。肝为将军之官，主谋虑；胆为中精之腑，主决断。肝因虚弱而无谋，胆缘虚弱而不精，故见判断迟缓而反应迟钝；"胆小"为病在胆腑之表现；肝主筋，膝为筋之府，故兼见两膝无力；肝开窍于目，故兼见眼黑；肝胆同主疏泄而与月经关系密切，疏泄失常故兼见月经紊乱。法当调治肝胆。处方：竹茹 13g，鸡血藤 15g，桑寄生、川续断、生麦芽、当归各 10g，茵陈蒿 12g。每日 1 剂，水煎温服。方中竹茹乃淡竹之皮，竹中空而正直，入胆，为君，合诸肝胆之药，共医胆木之虚。治疗 3 周后，患者遇事判断变快，胆亦变大，不觉害怕。月经亦按时来潮，眼、膝等症状亦消失。

（注：本文发表于 2005 年第 2 期《中医杂志》）

五行与痰证

一、论五行

行字原作"十"，像街道，表示人之所行。后人省笔，或取其左，而为"彳"，或取其右而为"亍"。其意义皆为小步行走，故"行"之本意原为"行走"。《说文解字》云：行，人之步趋也，从彳，从亍。"行"由行走，引申为"运行""流动"，故五行又称五运。《论语·阳货》云："天何言哉？四时行焉，百物生焉。"意思是天不用说、不用为，随着四时的运行，万物自然生长变化。故五行乃"天之五个时节（五种时气）的运行"之义。五行取名"木、火、土、金、水"者，乃用于比照时节（时气）的特点：草木生机勃勃而日日向上，以此比照春天；火性炎热而蒸腾，以此比照夏天；土性湿黏沉浊而化生万物，以此比照长夏；金性凉而多用于杀伐（摧残、砍斫草木、杀戮动物等），以此比照秋天；水性凉，潜藏而深沉，以此比照冬天。古人以此为出发点，广泛联想宇宙及万事万物，发现纷繁世界竟可皆以五行概括解释。于是，五行便成为一个哲学命题。哲学不是某一种具体的学科，而是泛科学，对各种学科都具有指导作用。五行学说也对世界多领域具有广泛的指导作用。譬如以天而言：人们抬头，可见 5 个经常运行的星——那个青色的是木星，像草木之色；那个红色的是火星，像火之色；那个黄色的是土星，像土之色（古人从中原观察：土色黄。土以黄色为主要色彩。至于土分 5 色，乃五行中之相互包含）；那个白而明亮的是金星，像金（古人所谓的金，通常指银，而今人所谓的金，古人则加一黄字，称黄金）之色；那个与太阳很近的是水星，因阳光照耀不黑而明亮（古人认为太阳为寒水）。以地而言：分为东、西、南、北、中 5 个方位，且东方土青，南方土赤，西方土白（沙石），北方土黑，中央土黄。以人而言：人当少年，生机勃勃，如春；人当成年，身壮力盛，精、力皆当鼎盛，如夏；人当壮年，稳重平衡，有家庭，有子女，有事业，身体、精力也面临变化，此如长夏；壮年以后，人体渐衰，然事业有成，原之奋斗，今见成果，子女已长大成人，自己经济基础亦有一定，学业亦达辉煌，此如秋之收；人至老年，精疲力竭，身体衰残，悲凉惨楚，闭藏收敛，此如冬。以国家而言：建国之初，虽尚贫乏，然百废欲兴，事业初划，风帆正举，百业起步，此如春生；建国有年，事业发达，人民繁庶，国力因昌，如日中天，此如夏长；建国既久，人民殷富，国家富强，百业兴旺，达于盛世，万物化生，此如长夏；享国日久，人心衰落，官员懈怠，道德日衰，残暴因生，国势见削，或内忧外患，初见端倪，此如秋之凉降；国之末期，凄微残破，民不聊生，国力衰败，灭在旦夕，此如冬藏。国之盛衰治乱，亦合五行。可见，上至天文，下及地理，中达人事，近观于身，远察宇宙，莫不可以五行论之。是故戏剧角色分之为五：曰生、末、净、旦、丑；戏剧之功夫分为五：曰唱、念、做、打、舞；音律分为五：曰角、徵、宫、商、羽。连儒家道德也分为五：曰仁、义、礼、智、信。孙子兵法中亦广泛应用五：五地、五胜等等。至于中医之经典著作《内经》，五类分别，更是俯拾皆是：五味、五色、五方、五果、五谷、五畜……后人不思，昧于中医方法之学，不解五行之理，堕入近代科学之中，自贬七分看经典，低估了古人的思辨能力，误解五行，将其称为 5 种元素，强近代之科学，以赶时髦为取宠，谬莫大焉。正因为此，五运遂变五停，五变乃作五定，五类遂成五物，五行因是而枯，大道由之而废，这也是导致中医的五行遭受批判的根源。其实，五行原本就不是什么元素。即使按照化学的观点，水亦不是一种元素，而是"H"和"O"这两种元素的化合物。木更不是一种元素，而是内含许多有机物质的复杂物质的合体。火是一种现象，和元素风马牛不相及。土是多种有机物和无机物的混合物，也不是元素。金可以是指铁，也可能是指铜、银等，还可能是指合金，也不是指一种元素。所以，那种认为五行是指 5 种元素的观点，既不合于古代的认识，也不合于当今的化学，而是出于向近代科学靠拢，所造做出来的一种随意扭曲的、误解古代学说的谬误。正是这种谬误，导致了中医理论的不伦不类，非驴非马，也招致了西医或现代科学的批评。值得注意的是，这些杜撰家，本大大低于古人的思维能力，却自以为比古人高明或假作高明。师心自用。画虎不成，反类于犬，成了他人的笑柄。

二、五行焉能丢

随着西方近代自然科学方法的传入和兴盛，我国的中医可谓备受摧残、历经磨难。这是由两种不同的科学体系、两种风格迥异的方法论所造成的。无论是余云岫辈的取消中医派，还是贺诚类的贬低中医派，其思想根源大率缘此。但中医毕竟没能被取消，这根本的原因是由于她的疗效维持了生存。汪精卫原是主张取缔中医的，但施今墨的妙手医治了他的疾病，动摇了他取缔中医的主张。长期以来，由于中医具有临床的实效性，经得起诊疗实践的检验，所以尽管百姓们对中医似懂非懂，但他们坚信中医是有用的。一些本来看不起中医的人，虽然不懂也不认可中医的理论，但他们也看到了这种疗效。不过他们不明白这种奇妙的疗效正是在那些"诡谲莫测"的中医理论的指导下才产生的，于是产生了废医存药论。在所要废的"医（中医理论）"中首当其冲的就是五行理论了。有的人不明白医学是社会、环境、心理、生物的合成模式，只把人看成一个单纯的生物体，于是说，五行是哲学，不是医学，不应当掺合到医学中来；有的人未能参透中医五行学说的微妙及其机变，仅以僵死的 5 种元素看待中医的五行，于是说，五行是机械、呆板的，难契合人的生理病理；有的人由于在人体解剖中看不到五行的实体，就认为中医的五行缺少组织解剖等实体基础，因而证据不足；更有思想僵化的人，戴上有色眼镜，只是根据中医五行理论产生的年代就武断地说，五行是宿命论，是封建思想残余。这些人看法虽异，但有一点是共同的：他们不知道中医的五脏就是五行在人体的别名，离开了五行就无法论五脏，无法论五脏也就没有了中医理论。至于实体，中医创立五行学说，正是在对人体实体及其生理生命现象进行认真观察、思考、实践验证的基础上创立的，只是它已经超出了简单的、分裂的、孤立的形体罢了。试想：解剖确实无法找到人体内的"火"，但这种火确实存在着，不然，人在寒冬身体何以会温暖？只是这种火或在水中而无形地燃烧着。"人禀天地之气生，四时之法成"，五行——五脏的创设，正是"人法自然"的必然产物。这样的人体已经远非简单的生物体，而是蕴涵了自然、社会、心理、环境等多种复杂因素。这种认识，西医只是现代刚有所觉悟，而中医已经是历史悠久的初始理论了。造化之机，不可以无生，亦不可以无制。无生则发育无由，无制则亢而为害。人体内正是由各个脏腑互相生、消、助、制、化，构成了一种复杂而微妙的、变化而动态的平衡。这种平衡在西医中已经有所认识，如糖代谢的有关器官组织及不同的激素的作用机理等，但西医尚未在人体这个整体上形成系统明晰的理论。中医采用这种简便、明了的说理方法，不仅向人们揭示了人体的妙理，而且有效地指导了临床的实践。可谓简明而高妙。疾病虽多，无非是五行的偏盛偏衰，以相生相制之理纠正之，人即安康。如肝阳上亢者，制之以金药菊花，平柔以木家阴凉之白芍，潜之以玄参、龟甲等沉潜之品使其不再亢上，则斯病可愈。中药虽多，无非是五味，以五味属五行入五脏而纠其五行之偏，则药可愈病。如筋属木，筋之急者，选木中之金药白芍入木以阴柔之，配土家之正药甘草扶土抑木，则筋急可愈。名医论病处方，难离五行。奈何不懂中医之辈竟欲取消五行，美其名曰"现代化"。这样的现代化实质是歪曲中医的灵魂，其实质是中医西化，消灭中医。学者当警惕，莫为谬论所迷惑。

三、痰证须从五行辨治

痰之生初在中焦脾胃，所谓"脾为生痰之源"，此盖公论，少有疑义。然"肺为贮痰之器"之说虽亦正确，然尚有可商量之处。盖肺诚可贮痰也，以其贮痰，故可见咳嗽、痰涎。但可贮痰者则非独肺也，五脏皆然。是故膏粱厚味而致心脉不通者，痰实心也，是心脉为贮痰之器也。痰浊为患，日久导致头昏蒙不清、反应迟钝者，痰浊伤肝，而罢极失准、不胜谋虑也，如是则肝亦为贮痰之器也。痰浊下溜，二便失常、腰脚痹痛者，痰伤肾也，是肾亦为贮痰之器也。由是而观之，则五脏皆为贮痰之器也。总因痰出于中，随升降出入，因经络血脉，而无处不到、无脏不可伤也，故痰证之初，治在脾胃。日久则随其所伤，而辨证施治，总以五脏察病位，总从五行明病机，总自五生明消长，总因五制明治则。如是，则痰证之辨证论治，洵有法度矣。

繁木泻土治疗罢极失准证

张德英　宋春侠*

罢极一词首见于《素问·六节藏象论》。该篇分述人体五脏之功能。在论肝时云："肝者，罢极之本，魂之居也。"对其"罢极"二字，历代医家多以"疲劳"为注。然联系该篇上下文则觉"疲劳"为注不妥。其一，因《六节藏象论》所论各脏之"本"均为其最基本、最主要的功能。而肝的主要功能并非"劳"或"疲"。其二，《六节藏象论》在此处是在谈各个脏的生理功能，而并非在谈病理。但"疲劳"一词，显然属于病理范畴，并不属于生理功能。若以病理意义来理解，则与上下文对其他脏的论述不相一致。

综合《内经》之观点，肝为将军之官，主谋虑；胆与之相表里，为中正之官，主决断。以此参照，有助于明确肝的最主要、最基本的功能（或曰基本特性）——考虑、分析、筹谋、判断。笔者认为，"罢极"，实乃"正确判断"之义。何以见之？盖"罢"（罴）同"副"，读作 pi，四声，义从刀，原意为剖分，为分析，为审，为判断。如《尔雅·释诂下》曰："副，审也。"极，从木，原指房屋的中栋、正梁。义为"中，正中"。如《广雅·释言》曰："极，中也。"合而观之，"罢极"之义为"中正分析""正确判断"。如此，则与《内经》其他处所论之"肝主谋虑，胆主决断"之功能恰相契合。"将军之官"贵在"有谋略"；"中正之官"贵在"明辨是非"。如此，"罢极"之义昭然明朗。

弄清"罢极"的真正内涵，对临床具有重大的指导意义。笔者临证所见，有许多患者，尤其是老年痴呆和早老性痴呆患者，其主诉为头脑思维不清楚，遇到事情就不知道如何处理；或遇到事情心就乱，拿不定主意。该类情况病位在肝（胆），笔者称之为"罢极失准证"。

那么，如何理解现今这种"罢极失准"证的病因、病机呢？笔者发现，此种证多兼见头蒙、脘痞、脉滑、苔腻等痰浊作祟的表现。《内经》曰："膏粱厚味，酿生痰浊。"当今人们的生活水平提高，营养太过的现象甚为多见。纳入既已有余，不化精微而乖变为痰是为脾胃邪盛；脾胃过盛，即脾土之实，故称之为脾实证。"气有余则制己所胜而侮所不胜。"肝为风木，其性主升。今痰阻于中，脾土既实，势必侮肝。肝受其侮，则谋虑、罢极之功能不能正常发挥，故见"罢极失准证"。治疗"罢极失准证"应从肝胆论治。肝胆之罢极失准由脾土之痰实而导致者，应根据《内经》理论，实其木而泻其土，笔者称之为繁木泻土之法。下面举几个用繁木泻土之法治疗"罢极失准证"的病例：

病例1：高某，女，65岁。初诊时间：1999年10月2日。主因二便时时排泄于裤中来诊。问其原因，乃因排前不觉，排后方知。问其病痛，乃不知所苦。症见：精神呆滞，反应迟钝。脉滑，苔白。西医诊断为老年痴呆。分析：脉滑，苔白，痰浊之象。痰盛脾实，肝受其侮，故罢极失准。肝主谋虑，主判断，主疏泄，现受侮则判断失准，因此，不能准确判断何时排便。加以疏泄失职，故致二便遗于裤中。治以繁木泻土，化痰降浊。处方：半夏10g，贝母（碎）7g，瓜蒌12g，桔梗10g，苏子10g，枳实12g，厚朴8g，麦芽10g，茵陈15g，竹茹12g，神曲10g，柴胡6g，黄芩7g。6剂后反应较以前灵敏，左关脉稍见弦象。随证加减，服药2周后，脉滑减而左关弦象稍见明显，反应已灵敏。

病例2：袁某，女，68岁。初诊时间：2000年7月9日。症见：精神呆滞，反应迟钝，若问之，良久乃答，或回答欠准、答非所问。兼见头蒙、不欲食。脉滑甚，舌尖红，舌苔偏腻。此为痰浊作祟，肝受其侮。肝本主谋虑，今受邪而谋虑不佳，罢极失准证也。治以繁木泻土，化痰开窍。处方：石菖蒲10g，黄芩10g，桔梗15g，苏子10g，地龙6g，麦芽10g，茵陈15g，竹茹12g，藿香8g，柴胡8g。治疗后症状渐减，上方随证加减。6个月后，反应灵敏，思维几如常人。

病例3：李某，男，16岁。初诊时间：1999年9月18日。主诉：听课感觉含糊，常流清涕，左太阳穴疼痛，脘闷，纳差。脉滑略弦数，苔白。此为痰火伤肝，罢极失准。痰火盛，肝胆受侮，故判断不清，而觉听课含糊；其气机失畅，故太阳穴疼痛；痰火盛，阻于中焦，故脘闷纳差。治以繁木泻土，清热化痰。处方：黄芩7g，贝母（碎）7g，瓜蒌12g，桔梗10g，苏子10g，枳实12g，厚朴8g，半夏10g，石菖蒲10g，麦芽10g，地龙6g，竹茹12g。服药6剂后听课已不含糊，晨偶流清涕，脘已不闷，脉略滑数而稍见弦象。原方去半夏、石菖蒲、地龙，加赤芍10g，鸡血藤15g，茵陈15g。再服6剂，诸症皆消。

小结：明确罢极失准证，进而运用繁木泻土之法进行治疗在当今具有重要的临床意义。目前，老年（早老）痴呆已成为当今社会的多发病。分析其发病，乃随着生活水平的提高而发病率呈对应增加；分析其表现，突出者为"思维不清楚，遇到事情就不知如何处理，反应迟钝"，并常兼见"头蒙、脘痞、脉滑、苔腻"等痰浊脾实症状；分析其病因，则因膏粱厚味，痰浊内积；分析其病机，乃为脾土之实，反侮肝胆。针对此而采用泻脾土、实肝木的治法（即繁木泻土之法）进行治疗，故可取得明显疗效。谋虑失常、罢极失准虽多见于老年痴呆，但亦不限于该病。虽为青壮年，只要出现土实侮木皆可导致罢极失准。如病例3即是。之所以老年人多见罢极失准，笔者认为：人老肾虚。肾虚则土更易实；水亏则木无所生而更易亏，土实木虚，故罢极失准之证多见。

＊宋春侠：北京中医药大学在读博士。

（注：本文发表于2004年第4期《北京中医药大学学报》，内容略有改动）

医学明理篇

余思中国历史，暴秦首造中国恶政之范，倘统治既久则吾中华民族必将早堕于落后之深渊。幸其为祸未久，苛政逼急，民无奈而反，秦二世遂亡。后朝鉴之，乃有汉、唐之兴。中国社会自宋朝以来，本效暴秦之政，复加文饰虚诈，虽得统治之策，始肇衰亡之基。何则？出于统治牢靠之想，致使民主精华日灭；只见愚民之易治，遂致学问渐贬值。蔽孔孟之精华，推儒家之保守，达落后与反动。封建伦理至于极端，科学技术沦为下流。民族为之萎靡，社会缘之落后。明清继后，重一己之私利，轻民族之进步，抱残守缺，终无幡然改进之举，致令我文明古国一蹶不振，亡国者再。清朝末年，落后尤甚。民族危亡，国将不国。迄于"五四"，有文人志士伤我之落后，新文化遂兴。其于推翻帝制，虽有大功，然于民族文化不无偏激。何以言之？吾中医，本民族之精华，其成就之辉煌，远胜世界诸民族。然宋代以降饱受摧残。医学当戕斫之余，苟延残喘。外科系统灭亡殆尽，医生行业沦为二流。然偏激之士不能察此，视中医为封建，惟近代之科学。初灭中医而未遂，改造中医竟至今。时至今日，一流学子敬西而蔑中；医界权威或欲改中医为西法；中医之士或人心浮躁，不能静心以做学问；或弃中就西，乃作学界趋炎之举；或沽名务虚，而效南郭之行。更有中医名家，竟也骨弱气乏，医术既欠精纯，底气缘是不足。自贬三分而看中医，抬高七分而看西医，迷信近代科学，动辄狗尾续貂，遂使中医学术日渐衰落，祖国瑰宝面临消亡。尤难忍者，本非中医人士，却为中医指路。妄发议论，朱紫乱赤，以西医之方法论中医之是非。《内经》或未通读，中医其实不懂。欲为中医掌舵，能不担心翻船？故余不避口舌之惹，而发中医之声。为文者再，以冀人醒。仅将数篇附赘于此，学者察焉。

改善中医发展的环境

张德英　葛建军*

　　环境是一切事物产生、存在和发展的关键条件。当地球上的大气、温度、水分等形成了一定的、较稳定的环境时便产生了人。如果环境发生剧烈变化，人类就可能消亡。动物如此，植物如此，科学、文化、艺术亦如此。中医也是环境的产物，它的产生、发展也需要与之相应的环境。为了保存、光大中医这个瑰宝，同样也必须重视、必须研究她的环境。近代以来，中医的发展总的说不是很理想。为了弄清其"病因"，我们从环境的角度着眼，试作分析，或许可以得到一些令人深省的东西。

一、中医大环境的历史回顾

123

　　远古时代，随着农业在人类生存斗争中地位的提高，人们认识了许多植物的特性，这使本草著作有了创生的环境；"法天则地"思想的产生奠定了东方文明的基石，也为中医学找到了方法论。随着这些大环境的形成，中医学终于诞生了。春秋战国时期，"百家争鸣"的出现，带来了中华文明的大繁荣，为中医学的发展准备了肥沃的土壤。中医学这棵大树正是在这样的环境下得以茁壮地成长。以《内经》为代表的中医著作，反映出中医在这个时期已经达到了很高的水平。到汉代，中华文化在秦朝造成的废墟上再度复兴，国家搜集散佚书籍、设立讲学制度等举措，对中华文化的发掘、整理和提高创造了有利的环境，中医学在这个时期得到了空前的发展。以《伤寒杂病论》为代表的中医辨证论治体系和以华佗为代表的外科体系，在这个时期取得了辉煌的成就。宋代以降，中国的封建伦理逐渐丧失其精华，走向了反动，封建社会开始走下坡路。与西方工业革命的蓬勃发展相反衬，中国的科技一天比一天落伍。社会大环境影响着中医的发展，思想的禁锢和僵化影响了辨证论治水平的提高，"局方"一度导致医疗上的教条和僵化。人伦的极端化影响了中医外科系统的发展。为了君主之尊竟连针灸也有人主张废弃。在隋唐时代尚可进行的外科手术渐次失传。内科方面虽有温病学派冲破禁锢得到了一些发展，但从长达七八百年的历史来看，其发展应是十分缓慢的，是与汉代以前的中医发展无法比拟的。鸦片战争爆发，"夷人"的大炮惊醒了"天朝"臣民们自我陶醉、自我高傲的迷梦，人们发现了多彩的、令人惊诧的西方文明。但在接受这汹涌而来的西方文明的同时，许多人忘记了自我，否定了东方文明，民族虚无主义随环境而产生。作为东方文明中一个重要组成部分的中医学，从此走上了厄运——面临着被取缔的危险。余云岫辈"废止中医论"的出现，正是民族虚无主义大环境下的产物。由于有独特的疗效，人民仍信任中医，中医学的生存环境尚存，故中医学虽受摧残而未凋谢。中医学这棵东方文明之林中的巨树终于熬过了严冬，迎来了春天的信息。新中国成立之后，党和政府相继出台了一系列保护中医政策，对保护和发展中医起到了重大作用。但是中医的生存和发展环境就不存在问题了吗？回答是否定的。

二、当前中医大环境的思考

诚然，新中国成立以来，党和政府很重视中医工作，并采取了一系列重大决策来促进中医的发展。但是中医的发展仍不尽人意，中医的学术尚未走出低谷。究其原因，与中医发展的大环境有着密切的关系：

1. **含蓄性造成的陌生与疏远** 传统的东方文明习惯于含蓄、隐晦，以"模糊"手法给人以暗示。以中医来说，它采用的是宏观思辨的方法，借助望、闻、问、切等手段，在医生心灵中出现直觉心悟，务求把疾病予以真实地抽象；而西医采用分析的方法，借助仪器设备等，力图把疾病予以清晰地显现。鸦片战争以后，西方文明汹涌而来，在中国出现了向西方文明靠拢的思潮，许多国人在迅速接纳了通俗、明晰的西方文化的同时，却逐渐忘掉了自己的文化特色，一天天与东方文明陌生起来。普通百姓对于"关节炎""肝炎"等西医学知识大多能略知一二，而对"肝火上炎""水不涵木"等中医知识则极为陌生和不理解。陌生和不理解通常会导致疏远。每当患病，不少人往往先想到西医，只是对西医治疗方法不愿（不能）接受或经治而无效时，才想到了中医。这样中医实践活动的区域自然会形成一种变小的趋势，久而导致学术萎缩。

2. **不完全性招致的遗弃** 疾病的产生既有个体体质特点的"基因"，又有环境、社会、时间等因素的影响，从而形成错综复杂、千差万别的各种具体情况。对于中医来说（其实西医也如此），既不能包医百病，也很难对某一种病做到百分之百地治愈。即使高水平的医生，亦是如此。由于有这种治疗上的"不完全性"特点，当人们过于注意它的无效病例时，往往忽略了它的长处，由因"瑕"而掩"玉"发展为因"瑕"而"弃玉"。从急腹症的中医治疗到针刺麻醉，其兴衰史说明了这个问题。"玉"被弃掉一只，中医的"用武之地"便又少了一处。

3. **独特的方法论导致的冲击与干扰** 中医以不断发展变化的观点，从整体层次上把握人体及其反应状态，形成了"整体恒动"的系统方法；西医以逐层分析的方法，研究人体的结构与功能，使用的是分析还原的方法。由于西医与近代科学有着共同的方法论渊源，所以当近代科学技术以坚船利炮为先导进入国门以后，中国人来不及进行认真分析就抛弃了自己的方法论，产生了"全面反传统""全盘西化"的思潮。凡是传统的就是落后的，因而就要淘汰，这似乎成了许多人的思维定式。之所以在20世纪二三十年代会出现"废止中医"的政策，其思想根源乃在于此。值得庆幸的是，党和政府一次次正确决策，"扶正祛邪"，保护了中医。但是分析还原的方法论在一些人的头脑中根深蒂固，总认为中医"不科学""落后"，习惯用西医的理论和方法去衡量中医。尽管许多人主观愿望是好的，想让中医"发展"起来、"科学"起来、"现代化"起来，但殊不知这些做法有时会形成误导，对中医循自己的特色发展反倒造成了冲击与干扰。

4. 简易性招致的"瞧不起"　简易是东方文明的特色。从筷子作为餐具到竹管制成乐器，无不具有简易的特色。其器虽简，其用则妙。一双筷子可极尽就餐之妙用；一支笛子可奏出悦耳之雅乐。中医也同样具有简易性特点。一般情况下，简单的望、闻、问、切手段，可使医生把握疾病的本质；草根树皮，和合为剂便可解决病痛。但因其简易，有些人对此"瞧不起"，认为它"太土气""太原始"，不顾它的吸收能力，要求它必须大量地引入现代科学手段，加置设备，以示"发展"。当一些病人对此"瞧不起"时，则远离于它。即使中医对其病有桴鼓之效，但无奈其不来问津。于是中医的治疗领域渐次缩小，学术萎缩日久而难免。

三、改善中医发展环境的几点想法

1. 沃土以求繁　如果把中医比作一棵卓然独立于世界医学之林的大树，那么，东方文明便是它的土壤。欲求树木繁茂，必须使其土壤肥沃。作为中医的培本之策，必须重振东方文明。从中小学课本到广播电视都应加大对东方文明的宣传力度。通过书法、戏剧、艺术，提高国人的东方文化素质，不仅可以夯实中医发展的基础，而且对整个东方文明，甚至对世界新科技文化都将产生巨大的推动与引导作用。

2. 正向以求进　一门科学的产生和发展首先由它的方法论所决定。中医学有自己的方法论。用其他方法论去打量中医，总有不可理解之处。因为不可理解，转而予以否定、进行"改造"，无疑是一种扼杀行为。我们必须坚持"实践是检验真理的唯一标准"的原则，对于已历经数千年检验的中医理论，即使暂时得不到现代科学的合理解释，也不能轻易怀疑和否定。须知不论现代西医还是现代科学都不是真理的顶峰，都不能将其当作标准和尺度去度量中医，而应该让中医按照其自身规律，发展其特色。给中医一个自由发展的环

125

境，远胜于"易辙"和"改造"。

3. 正误以明理 要改善中医发展的环境，还必须使许多误解得以冰释。比如：①中医的理论不同于西医的理论，即使名词。中医的"心"不同于西医的"心"；中医的"血瘀"不等于西医的"血液高黏滞状态"；动物实验不能代替，也不一定优于临床上人的实验，中医的科研方式也不宜照搬西医的科研方式……已经做了的，只可作为一种尝试和探索，不能因此而轻易否定和抛弃传统的方法。②中医的"土气"也是一种特色。为了更有利地诊断和治疗，使用现代化的设备虽然是可取的，但若过分要求这样，甚至要"拉郎配"式的强求使用，则大可不必。因为目的和手段应当分清，使用现代设备只能是手段，而不是目的，目的是有效治疗疾病。如果使用和不使用"先进设备"疗效相同，还是应该"不使用"。若小视中医之"土"，非要对其改造，使其"洋"起来，正如强求人们舍弃筷子，都用刀叉；毁却笛子，皆奏钢琴一般，实为谬误。③中医虽不能包愈百病，但作为中医工作者，临床上应首先想到中医的方法，力图用中医手段解决问题。为了提高疗效，在中医疗效不理想的情况下，用其他方法配合是应该的。但是这应看作是权宜之计，绝不可安于此状况，应加强探索，谋求提高中医的疗效，扩大"用武"的"地域"，使疗效由不理想变为理想和满意，这样才能使中医的学术得到进一步的发展。④ 对中医的发展问题不能以理想代替现实。发展有前提，离开了继承是不可能发展的，"空中楼阁"是盖不成的。另外，发展与继承没有绝对界限，更没有万里之隔。往往继承的同时，发展亦在其中。在百余年来的背景下和在顽强抗争中生存下来的中医，当前是否已彻底扭转了颓势还不能完全肯定。若希望它短期内出现大飞跃是不容易做到的。它的大发展需要一定的基础，需要一个积蓄能量的过程，需要一个适当的环境。如果我们对它的环境、对以往走过的道路、对其利弊成败做一下认真的分析，实事求是地分析中医的形势，不致因热情而产生误觉，从而制定出切实可行的战略方案，无疑会使中医的发展迈出坚实、稳健的步伐。

*葛建军：河北中医学院。

（注：本文发表于 1998 年 2 月 23 日《中国中医药报》第 3 版）

新世纪中医的发展方向

新中国成立以来，对于中医的发展存在不同的见解，中医界也进行了多种尝试，做了许多工作。其中，有成功的经验，也有失败的教训。对此，我们应认真地总结，以便尽早地找准中医的发展方向，使其得以尽快地、健康地发展。着眼于此，本文谨作如下探讨。

一、中医发展的标志

中医的发展状况如何主要看她的实效性。即在卫生领域里乃至其他科学领域里的作用是否得到加强，服务范围是否得到拓展。如果不是这样看问题，而是把目光盯在"引进了多少现代科学技术""与多少国际标准接了轨"上，则有悖于中医发展的本质。因为现代科学技术的引进本是发展中医的一种手段，而不是目的。况且，中医体系对现代科学技术的吸收有能力方面的限制，也有速度方面的限制，若指望短期内实现现代科学技术与中医广泛融合是不切实际的。若进而以此作为中医发展的指标，则为方向错误。至于"与国际标准接轨"的问题，要进行分析：有的"轨"可以接，但也有许多的"轨"无法接，因为有些现行"标准"与中医体系大相径庭，若勉强"接轨"只能自乱规矩。在走向世界的过程中，中医应以自己的特色独立于世界医学科技之林，而不能邯郸学步，迷失自我。况且，国际标准也要随时代的发展而变更。如果我们把中医内部不合于"当代国际标准"但先进于"现代认识"的东西随手抛掉而去接其"当代之轨"，若干年后，随着标准的更新，中医反而成了落后的东西，这将是一个历史性的重大失误。现实是：中医是世界上独特的医学科学瑰宝，世人欲得到它为己所用。然而，要得到它，首要的是了解它，学习它。我们最主要的任务是帮助世界认识中医，理解中医。即使这个认识过程可能长一些，费些力气，也不能索性将中医易容改面，以洋面孔出现在世界面前。我们并不排斥国际通行的语言和标准，我们的任务是尽量使用它，这乃是帮助世人认识中医的需要，但我们不能抛弃自己的规范。比如，我们不能因为别人畏惧"朱砂安神丸"里的重金属，就轻易剔出其中的"朱砂"。

二、增强中医"实效性"的关键

增强中医的实效性，使其在卫生领域乃至其他科学领域里的作用得到扩大和加强，首先必须提高中医界整体的学术水平。为此，要培养一大批中医特色突出、技术精湛的医师，不仅在常见病、多发病方面疗效卓著，而且在少见

127

病、疑难病、现代病等方面饶有特长；不仅在各科疾病治疗中身手不凡，而且在预防、保健等诸多方面都能有所建树。这样的中医师多了，中医的整体学术水平也就高了，中医的作用才能得到加强。不过，高水平中医师的产生是有条件的。一方面，中医工作者自身要刻苦学习，善于思考，勤于实践；另一方面，政府也应为其创造有利的环境和条件。中医药院校在人才培养方面，目标必须明确，这就是首先让学生弄通弄懂中医，在此基础上致力于培养出高水平的中医。有人主张对中医课程"删繁就简"，以加强计算机教学、加强实验课教学、加强外语教学等等。如此一来，产生高水平中医的土壤只能更加贫瘠。因为从本科生的教育状况来看，入学新生普遍对东方文化尤其是其方法论缺乏理解，对中医几乎一无所知。而从现有的课程设置来看，中医课程（其中亦包含一定比例的西医内容）大约占60%，若再"删简"而加强其他课程，能把中医学好吗？恐怕连能否学会也要划问号了。事实上，一些中医本科生毕业后无法胜任中医工作的情况一直普遍存在。在这种情况下，若要再删中医课程而加强其他，虽有培养跨世纪优秀人才的良好愿望，也多半会"南辕北辙"。多学点外语、多学点现代科学、多学点计算机……无疑都是好事，但不能忘了学生在有限的时间内，"鱼与熊掌不可兼得"的现实。由此可见，中医的大环境会受到人们自觉或不自觉的干扰，对此，我们始终要保持清醒的头脑。

　　要增强中医的实效性还必须扩大中医的实践区域。新中国成立以来，中医界对自己的实践区域开拓不足。已开拓的区域如针麻、急腹症等亦缺乏推广和巩固，而且在卫生领域里，中医在自愿或不自愿地给西医当"配角"、做"补充"的现象也在许多地方存在着。凡是西医可以治疗的疾病，不管中医治疗是否更简便、安全、经济，疗效是否更高都一概推给西医，这是一个误区，它阻碍着中医的发展。"用进废退"是一个普遍的规律。为了中医的学术，"能中不西"应成为中医工作者的理念。只有在每一病、每一证上发挥或求得中医之"长"，中医学术才能得到提高，中医的实践区域才会扩大，这便是中医的发展。退一步说，"长"是从实践而来的，即使我们在某些病的治疗上尚不具其"长"，也不应该放弃这种图"长"、求"长"的努力。我们不排斥西医，也不排除采用西医手段，但这只能视为权宜之计，绝不可安于此现状而不求进取。

　　如果我们做好了以上两方面的工作，使中医治疗的疾病更广泛、更有效，使中医在预防、保健等方面的作用更突出，那么，不论她的方法是"土"还是"洋"；不论她的面孔是"传统""古朴"，还是"现代""标准"，都应视为发展了。

　　（注：本文发表于1999年3月15日《中国中医药报》第3版）

对中医科研工作的思考

几十年来，许多医学工作者做了大量的中医科研工作，在这些科研的成果（或曰结论）中，有些对中医的发展起到了积极的作用，但也有许多的"成果"几成画饼，未能纳入中医之腹，自然对中医的发展起不到积极的推动作用。原因何在？笔者认为，这是由于对中医的科研特点不够明确、科研思路不够清晰、科研模式欠当造成的。为此，谨作如下探讨，以与同道共商。

一、明确中西区别，修正科研模式

中医的科研究竟应怎样搞，这是一个迄今尚未明确的问题。几十年来，许多中医科研是仿照西医模式进行的，这就忽视了中医与西医在方法论上的根本区别。第一，西医是以分析的方法认识人体的，它比较注重对组织的层层剖析，而中医是从整体上认识人体的，如果也像西医那样把人体的某一部分组织进行解剖，发现了该处的充血或瘀血，就把它当作中医的瘀血证，进而主张用活血化瘀的方法进行治疗，这就有可能背离中医的理论。因为中医的其他证候同样可以出现组织充血或瘀血的表现。所以说，西医的局部微观表现不能与中医的宏观表现等量齐观。第二，在发病及治病的机理方面，中医更注重病人的内因，而西医比较注重致病原，力图找到致病因子而除之。如果中医也按照西医的模式进行研究，企图证明所用方药的功效在于杀灭病菌、杀死癌细胞等等——这很可能会曲解中医治病的主要机理，因为中医治病的主要机理往往不是针灸、药物等对致病因子的直接作用，而在于调动人体的正气以驱邪。所以类似杀死癌细胞、杀死病菌等等研究成果不足以促进中医药水平的提高，倒像是丰富了西药库。第三，西医的科研大多在实验室进行，常以动物作实验对象，而中医的实验室在临床，实践对象是病人。这是因为中医重视病人自体的状态，而自体状态在人群中各不相同（虽系父子、母女，亦常有明显差异）。况且，自体状态随时间和地点的不同而表现出更多、更明显的差异。而以往我们在选择动物作标本时，对这些差异不够重视，甚至有将动物和人简单比照的倾向。比如，我们以家兔和小白鼠为实验对象时，是否反问自己：它们是否确有和人一样的十二经络？它们的腧穴是否和人一样多？能否用和人一样的方法定位？其药理作用能否等同于人？譬如，巴豆的泻下作用对人和老鼠是否相同？老鼠是否也伤于风、寒、湿等六淫？老鼠是否也有七情、房室等致病因素？若病因病机不同，药理作用亦大相径庭。这样已经不具有可比性，倘若再违背因人制宜的基本原则，那么，将这些动物实验的结果认作对中医的发展，视为中医现代化的模式，岂非疑点多多？纵观几十年来中医科研的实践，上述之误区实属不少。究其根源，乃在于未能明辨中西医在方法论上的巨大差异，于是照搬了西医的研究方法。那么，中医的科研工作应该注意哪些问题呢？

1. 莫种不能吃的"果"　中医科研的基本目的就是为发展中医服务。如果某一项科研成果不能服务于中医而只是对西医有意义，那么，这种科研应该称之为西医的科研成果；如果这种科研是以其他科学方法为基础和归宿来研究中医的，那么，这种科研成果也不能算中医的科研成果。因为这些成果不能给中医带来发展，它们不能果中医之腹。对于整个医学领域（科学领域）来说，这些科研工作或许是必要的（或重要的），但对于中医自身的提高来说，则可能是不重要的，甚至是没用的。真正的中医科研成果应该着眼于中医的提高和发展，并能起到相应的作用。这应该成为一条标准，把它作为科研课题立项和鉴定的依据。也就是说，首先要"种"中医自身能吃的"果"。

2. 莫把西医作"规范"　以现代科技为基础的西医如今已经得到巨大的发展。人们习惯于将今昔进行对比，自然会对其产生"日渐先进""不断进步"的印象。这种印象本无可厚非，但如果由此印象出发，简单地把中医拿来比照，从而觉得中医"落后"，以西医为模式并生搬硬套西医的科研方法，就进入了思维的误区。因为中医的大部分经典理论是经过了反复临床实践检验的，而实践才是检验真理的唯一标准。虽然这些理论较之西医"古"了点儿，但因为中医贴近临床，贴切实际，不仅"古而不老"，却常常显示出许多认识上的"超前性"。在中医的典籍中，自古至今一直存在着许多西医或现代科学无法解释的东西。这类东西的一部分曾在历史上受到过否定和批评，而这些否定和批评后来又被证明是错误的。历史的教训应该使我们明白：无论是现代西医还是现代科学都不是真理的顶峰，都还存在着不正确的、将来很有可能被淘汰的东西。因而不能用它去量度、"规范"或改造中医；中医存在的一些目前无法解释、当然更无法规范的东西很可能就是中医的"宝"之所在。如果我们草率地把现代奉行的规范拿来，去"规范"中医，忽视了中医有认识上的"超前性"的特点，则"弃甘旨而就粗粝"之事，在所难免。综观数十年的历史，忽视两种医学体系各自的独特性，将两种医学简单比照而产生的"西医现代、先进，中医古老、落后"这种认识上的误区，导致了许多偏离中医轨道的现象，干扰和阻碍了中医的健康发展，其教训是深刻的。

二、夯实科研基础，循宗发展中医

既然中医的科研不能照搬西医的规范并应着眼于自身的发展，那么，中医的科研应该怎样搞呢？数千年的中医发展史给了我们良好的借鉴。

1. 以临床为阵地，以扎实而雄厚的中医知识为基石，寓发展于继承之中　古代虽无科研之说，但不乏科研之实。历代几乎所有的著名医家都对中医进行了大量的研究，并使之得到了发展。尽管其着眼点不同，研究领域各有侧重，但以下几点是相同的：第一，都重视临床实践。无论是汉代的张仲景、晋代的皇甫谧，还是明代的李时珍、清代的叶天士，他们的"成果"都是从大量、反复的临床实践中提炼出来的，不是单纯背书背出来的，也不是依靠定理推导出来的，更不是蹲在实验室里在动物身上试验出来的。第二，都有扎实的中医功底。无论是重点研究针灸，还是方药，他们对中医都有全面而深刻的理解。正是因为继承得好，才为中医的发展准备了充分的条件。因为中医从基础到临床，从理法到方药有很强的整体性。如果不能在整体上把握她，指望学其一点，不及其余，加以研究，不仅难以获得大的成就，而且有可能使中医离宗，一步步走向歧途。不是使用分析－还原的方法，而是使用整体－动态的方法，这就决定了中医科研具有复杂性和艰巨性。那种轻视继承、想走捷径，不经过刻苦学习、勤奋实践便获得巨大成功的观点，是幼稚的，也是误人的。

2. 环境＋努力，孕育了中医的新成果　汉代，伤寒的大流行给众多的医家创造了充分的实践条件。同时，人群的大量死亡给他们以压力和动力，促使他们"勤求古训、博采众方"，殚精竭虑地在临床上摸索有效的治疗方法。于是，张仲景那样的医家便应运而生，中医学也就得到了进一步的丰富和发展。金元时期，不同的地域气候、社会环境及时代背景，促使"四大家"应运而生。明清时期，肆虐的温病造成了温病学说产生的环境，一批聪颖好学之士，经过勤奋的临床实践创立了温病学派。历史告诉我们：发展中医要有一定的环境作基础，并有赖于广大中医工作者的努力奋斗。作为一名中医师，应有一种知难而进、锲而不舍的精神。如果一遇难证顽疾，旋即改弦更张，弃中取西，是不会在中医事业上大有作为的。

三、坚持四项原则，明确科研特色

参照历史的经验，搞科研以求发展中医应当遵循哪些原则呢？

1. 自主性原则　坚定不移地按照中医的方法论进行研究，坚信实践是检验真理的唯一标准，绝不能用西医的研究方法代替中医的研究方法，绝不能以现代科学为尺度去度量中医而定取舍。那种总想把中医的丰富内涵都翻译成现代西医语言的科研思路，首先是幼稚的。因为大凡两种事物必有其不同之处，否则就不算两事物。事实上，"中医的某某等于西医的某某"常常是一个错误的方程式。中医的"心"不等于西医的心脏，中医的瘀血不同于西医的充血，西医的炎症也不等于中医的热毒。其次是没有必要的。因为这些貌似古老、抽象、深奥、圆活的理论在一个真中医师的手里是得心应手的利器，可以解决当今许许多多的难题。最后，那也是不能成功的。因为中医之所以能治疗现代西医疗效不理想的疾病，正是由于西医对这些疾病认识得还不正确、不充分，尚有待于来日的发现和修正。相比之下，倒是中医对这些疾病的认识尚高一筹。若将其强行接入西医之"轨"，不仅不能成功，还会发生"事故"——把中医的科研引入误区。可以设想：假如这样的"轨"都接通畅了，是否有人接着提议："既然两者是一回事，为何还要用两种表述方法呢？干脆改用通俗简明的西医语言得了。"其结果可想而知。

2. 整体性原则 中医用综合的方法对人进行整体观察，这就决定了那种抽取一点、分析研究的方法不适用于中医。因而，衡量中医发展与否，不能以微观程度为标准。使用电子显微镜把中医微观到超分子水平，不等于中医水平的提高，反倒让人觉得中医是跟在西医屁股后面跑，毕竟西医先进。事实上，宏观把握、总体分析，才是中医的精髓，也是临床的根本着眼点。只有在宏观上把握准了，才有望治得准、疗效高。反之，轻视宏观、热衷微观，实为弃长就短，将致长者变短、短者仍短。

3. 特异性原则 中医重视整体绝不是轻视个体之间的差异。强调因人治宜，在基本理论的指导下，准确把握个体的特点，这是治疗获效的关键。从这个意义上说，"方病相对"的做法，虽有时获效、部分获效，但由于准确性较差，面对随时变化、因人而异的复杂病情，若胶柱鼓瑟，必定难获高效。若过分推崇这类成果，把它奉为尖端，未免奖赏太过。且长此以往，会使中医的灵性趋于萎废。宋代局方的教训我们应该汲取。中医绝非不讲共性，其整体观念及经典中的主要内容都着重讲共性。但共性通常是原则、是"理"，不是"器"。先贤们也给我们拟了许多方剂，但主要是在示人以规矩，若能悟出其组方之理，并能灵活而巧妙地化裁，才算得上掌握了真谛。从这个意义上说，许多以临床报道形式出现的科研论文，其意义主要在于通过方药示人以"理"。一个有经验的中医读者也主要着眼于此，如果照搬方药而不究其理，疗效难与作者匹敌。时下，埋怨中医临床报道不能重复的声音不少。对此我们应予分析，"假货水货"难保没有，但应强调，我们不能希望简单重复，因为中医随不同时间、地域、个体而治疗有所不同，这不同于西医：一旦发明治疗某病的新西药，众医皆可照说明书对病而用之。

4. 多维性原则 世界是复杂的，不可能用一种科学理论把它的各个角度全部囊括；人体也是复杂的，也不可能用一种医学理论囊括。不仅西医不能代替中医，中医内部的一种理论也不能代替另一种理论。张仲景按六经理论治疗伤寒，叶天士按卫气营血理论治疗温病，理论不同但疗效均佳。时代不同，疾病各异，中医辨证施治的理论也应在继承的基础上循宗而发展、创新。诚然，其工程巨大、任务繁重，常令当今医家望而生畏，自叹其力弗如。但当今的新病谱已经给我们的中医提出了严峻的挑战，每一个中医工作者理应呕心沥血，对其深入研究，勤奋实践，发掘加创新，形成适用于现代病、疑难病、流行病的新辨证论治体系，再创中医之辉煌。

四、拓宽三大领域，把住五大关键，增加受益人群

中医的主要应用领域包括：疾病的治疗、群体的保健、对其他学科的指导。拓宽这三大领域的任务是巨大的。在疾病的治疗方面，众多的疑难病、现代病、流行病、老年病、危急重症有待我们去研究，以冀提出系统而有效的治疗措施。为达此目的，一方面，我们应当进行大胆而积极的临床探索，一点一滴地积累经验；另一方面，我们应当对众多的有效个案进行研究和总结，谋求找出规律性的东西，从而形成系统性理论，获得较大突破。在群体的保健方面，我们应当将中医的养生学说、运气学说、体质学说有机结合，使之条理化，并结合时代特点、社会特点、个体体质特点，有针对性地为每一个个体制订适宜的、从饮食到作息、从锻炼到调养精神全方位的保健要领。由于中医凝集了生物、医学、哲学、天文、地理、气象等众多学科的精义，因而其价值绝不仅仅限于医学。我们还应注意发现中医在其他学科领域里的价值，使中医对其他学科发挥指导作用。

北宋著名科学家沈括认为，治病有 5 难：辨疾、治疾、饮药、处方、别药。用现代的话来说，分析和诊断疾病、决定治疗方法与步骤、中药的剂型与使用方法、方剂的配伍与应用、对中药的认识和理解以及新的发现（这些认识、理解和发现应以中医理论为出发点和归宿），这 5 个方面是决定疗效的关键。由于中医科研的目的在于提高中医的水平，而水平的提高最终要看实效。所以这 5 个方面也正是中医科研的五大关键。在这些方面我们要做的事情还很多，要发掘的领域还很广。

中医发祥于中华大地，原本是以这块大地上的人群为研究对象的。如今，中医正在走向世界，其应用领域在扩大，其应用对象将越来越广泛。研究这些新地域里的人群与中华之异同，使中医理论更准确、更高效地作用于世界各国的人们，增加中医的受益人群，这已经是摆在我们面前的一项紧迫任务。对此，我们已经有所认识，也已经做了一些工作，但还远远不够。相反，反思以往的许多中医科研却是做了大量不急的、不重要的、应由西医或中西医结合来做的工作。

最后应当指出：在从事中医科研的时候，我们还应当清醒地认识到，近期中医的基本理论不可能像西医理论那样淘汰多、更替快。由于西医采用层层分析的方法，所以让人感到她不断发展和深入、日新月异。而中医采用的是宏观

133

综合的方法，这就决定了她的发展不是日新月异的。相反，其理论的基本框架却有点"老生常谈"。这就是人们所说的"超稳固性"。之所以如此，就是因为人类现今所处的基本宇宙环境与中医诞生时大致相同。换言之，这些理论基点还适用于当代，我们没有理由、也没有必要、更没有能力将其用一套新理论取而代之。事实上，将这些"老生常谈"推陈出新，解决当代的新问题，方为当今之急务。这样的"新"出得多了，成系统了，"老生常谈"就谈出了新意，中医就会前进一大步。时代不同了，社会文化环境的变迁，使新时代的人们对中华文明趋于生疏，以致难入岐黄之门。一旦唱好"下里巴人"的人少了，"阳春白雪"之音势必更寡，这或许正是中医发展缓慢的症结所在。但这是可以扭转的。只要我们扎扎实实打基础，勤奋学习多实践，加上政府的正确、大力扶植，使中医的发展环境得以改善，再注意发挥群体的智慧，我们就一定能让中医之树结出丰硕之果。

（注：本文发表于2001年4月4日《中国中医药报》第4版。本文发表以后，王强对此提出异议，与余进行商榷，详见下文）

附：王强原文

对中医科研的再思考
——兼与张德英同志商榷

张德英同志在《对中医科研工作的思考》（以下简称"张文"）一文中，所说的那种纯粹为了"纳入中医之腹"的科研是"不能用西医的研究方法""不能以现代科学为尺度""不能以微观程度为标准"，只能"坚定不移地按照中医的方法进行"，只能"用综合的方法对人进行整体观察"，其只能说是"中医的科研"，而且是部分中医的科研。看来，我们必须搞清楚"中医的科研"与"中医科研"这两个不同的概念，在论述中是不能互换的。搞中医的科研者，尽可以如张文所言，去遵循"自主性原则""整体性原则"等等，而对中医科研来讲，它与其他科研一样，必须遵循的首先是客观原则和国际性原则，而且应当是创新性和开放性。中医科研的界定标准是其研究对象，而不是采用的方法，因而在实践中可以用整体观察方法，也可以用解剖分析法；可以用功能学方法，也可以用结构学方法；更可以把两种方法相结合，只要有利于揭示客观事物的发展变化规律就行。采用何种方法，不是主观制定的方法，必须通过实践的客观效果来检验，这就是中医科研的客观规律。

诚然，如张文所言，"目前在中医学典籍中，存在着许多西医或现代科学无法解释的东西"。或者说，中医学有许多"古而不老"的"超前性"内容。但医学研究的对象本无中西之分，中医那些"不知其所以然的问题"也可能成为西方学者研究的对象。事实上，外国研究者已经用西医药学方法之"网"捉去了我们中医药学的许多"鱼"。我们要主动借用并善于运用现代医学和现代科学来研究中医学，就必须遵循科学研究的国际性原则。爱因斯坦说："不管你喜不喜欢，科学是而且永远是国际的。"例如，现代医学源于西方，但现在其"西医性"正在逐步消失，这并没有使西医学者产生西医灭亡的恐惧，因为这同时又是西医现代化、国际化的表现，是科学的真正进步。中医药现代化，尤其是中医特色的现代化，代表了中医学发展的正确方向。张文主张"寓发展于继承之中"，而我们认为应当"寓继承于发展创新之中"，发展才是硬道理。中医药学的优势和特色都是发展变化中的事物；如果不朝现代化的方向发展，就只能"以过去为定向"而逐渐失去活力。实际上，中医特色的现代化并非从今日始，中医许多的特色分支学科，如中医骨伤学、肛肠病学等，现在都已经形成了相关的学科、学会，以及专科医院等，其研究与发展都大量采用了西医的知识和方法，不但没有丢掉中医特色，而且还取得了世界瞩目的成就。

另外值得注意的是，近年一些人，一方面主张中医学"独立自主发展"，让中医科研与西医的知识和方法"离开"；一方面又大谈直接用"量子力学""粒子物理学"等方法研究中医。其实在用这些现代科学方法研究中医命题时，西医学知识和方法是不可能也没有必要"离开"的中介。当务之急是要让我们的中医研究回到医学领域。这一方面要克服自身知识结构上的偏食症和贫血症，与蒙昧主义和神秘主义作斗争，又要同披着现代科学外衣的现代迷信作斗争，因为真正的理性文化是要用科学来武装自己，而绝不是用科学来伪装自己。

科学不需要虚荣，而是应当把事实和真理视为人类最基本的价值取向，这样，我们进行的科学活动——包括中医科研，才能以最好的服务奉献给当代人和我们的后代。

（注：该文见于 2001 年 6 月 4 日《中国中医药报》第 3 版）

135

中医科研要"种"自己的"果"
——答王强同志

　　有感于多年来在中医工作中的一些问题，笔者写了《对中医科研工作的思考》一文（以下简称"拙文"），时隔 2 月，王强同志写了《对中医科研的再思考》（以下简称"王文"），对拙文提出了商榷。商榷自然是一件大好事，它可以辩明真理，为中医的发展找到正确的方向，只可惜王文作者未弄清拙文的意思，以致让人读后有一种文不对题的感觉。王文一开始就肢解了笔者的整句话，从而违背了拙文的原意。如拙文说："不能用西医研究方法代替中医的研究方法"，但王文却把"代替中医的研究方法"删去了。即："不能用 B 代替 A"被王文改成了"不能用 B"。另外，拙文是在讨论"中医科研工作"，不等于王文的"医学研究"。众所周知，科研是科学发展的动力，所以中医科研工作的基本目的就是使中医得到发展。而要做到这一点，首要的、急需的当然就是要"纳入中医之腹"，而不应该是演练无用的"杀龙妙技"，不应该是沿着西医所经过的轨迹或朝着西医的方向去"变化"中医药学的"优势和特色"，给中医"换魂"；也不应该是抄起西医之"网""捉去中医药的鱼"，去献给西医。当然这样的"渔夫"不论他是西医师还是中医师，在"医学研究领域"来看可能是做了一些有益的工作，但笔者不认为他是在做中医科研工作，而认为他是在做西医科研工作。也就是说，界定中医科研或西医科研，要看其所用方法和带来的效用，而不取决于其"研究对象"。例如：中医学研究了天文、地理、哲学、气象等，但我们不能称它为天文科研、气象科研等。现代有中医师在尝试研究西药的四气五味和归经，笔者仍觉得这是在搞中医的科研。同理，西方学者对许多中药的药理进行了大量研究从而使西药增加了不少新品种，但笔者不认为这是搞了中医科研。如果按研究对象界定，无论在"中医科研"之间加"的"还是不加"的"都不能让人感到概念清晰，笔者倒认为应该分清"中医科研工作""西医科研工作""对中医的研究"这几个不同概念，从而明确中医不同于西医，两者各有自己的体系。

　　搞中医科研，离不开中医的方法论。精、气、神、经络等非"解剖分析方法"所能得，肾纳气、肺与大肠相表里，非"结构学方法"所能通。可见，问题不在于想当然的"可用"，而重在从实际出发，看是否"能用"。搞中医科研，也必须遵循由中医特色所决定的原则，不管其原则是否"国际性"。因为世界上从来就没有从娘胎里带来的"国际性"。国际性都是从非国际性扩展而来的。如果说中医时下还不"国际"的话，那值得欣慰的是中医正在"国际化"。君不见，那些曾经不被认可的针灸、中药，正被越来越多的国家所采用；那多姿多彩的中医疗法正在走出国门，引来友朋。何以如此？就是因为中医具有"客观性"，它的客观疗效折服了人。面对这样的现实我们最该做的事情绝非对中医"易容"和"换魂"，使之合于已有的"国际性"，而应将中医介绍给世界，使中医走向世界。这样一来也就如同王文所列举的"西医性消失"一样（笔者不认为那是西医的消失，反倒认为那是西医的发扬和光大），"中医性"逐渐"消失"（此应为中医的发扬、光大）的大好局面将会出现。如此值得自豪的事，当然谈不上"灭亡的恐惧"了。

王文多次提到中医的"创新"。殊不知，"创新"本是中医的嗜好，也是中医的"家常便饭"。从个体看，中医强调"因人、因时制宜"。时间在流逝，患者在变更，不创新怎能治疗？从整体看，每个时代都有各不相同的流行病和疾病谱，不创新怎能适应时代要求？不过，谈创新要强调两点：一是创新不是"换魂"。阉割中医的精华、毁掉中医的特色，绝非创新。二是继承是创新的基础和前提。综观历史，勇于创新的人都善于继承。对中医作出贡献的，没有一个是对中医半知半解的人。发展当然是硬道理，但"按发展规律求发展"才是科学的真理。

王文称当代西医为现代医学，并认为西医是现代化的，那接下来所说的"中医特色的现代化"与人们熟悉的"中医西化"还有多大的区别呢？王文将中医药现代化确定为"正确方向"，否则便是"以过去为定向"，其所做的中医科研是没有"回到医学领域"。请问：几千年的历史中中医有没有发展呢？如果说有，那不正是中医科研的结晶吗？那些科研能说没在"医学领域"之中吗？

为了让中医用"西医学知识和方法"研究"中医命题"，王文告诫我们要"克服自身知识结构上的偏食症和贫血症"。几十年来，科班的中医师们都在刻苦地学习着西医，他们的课程中西医课大多占到了4/10以上，远远高于西医院校学生所学中医课程的比例。中医药院校毕业生中能用西医方法治病者，也远远高于西医院校毕业生中会使用中医的比例。所以王文所说的中医"偏食症"患者在当今中医界并不多。至于说"贫血症"倒是有的。例如，有些中医师"偏嗜零食，厌恶主食"，就是一个真正的"贫血症"患者。至于那些精通中医的人（如张仲景、叶天士），因为所处时代等原因，即使对西医知识不够精熟，也不属贫血之列，大不了是缺几个嗜酸细胞。业有所主，术有专攻嘛。

137

科学确实不需要虚荣，因而笔者希望中医科研和西医科研都能名副其实。凡是运用中医的方法论进行研究，能给中医带来进步和提升的，我们中医界理应大力扶植；凡是运用西医的方法论进行研究，并使西医得到发展或补充的，不论他是中医师还是西医师，理应到西医的科研处去领奖，不应该领中医科研的"奖"。须知，中医的科研经费本来就不富裕。

中医科研要"种"自己的"果"。

（注：本文发表于 2001 年 8 月 20 日《中国中医药报》第 3 版，发表时略有改动）

论中医的评判标准
——兼与皋永利同志商榷

张德英　杨鹏举*

　　中医学来源于古代医家对大自然和人体的悉心思考与临床实践，是一门由实践提炼出理论再经过实践反复检验的科学结晶。中医具有鲜明的东方特色，是明显区别于西医的一门独特的学科。然而，自从西学东渐以来，中医的科学性一直受到一些人的怀疑，有人要用西方科学改造她，也有人要取缔她。之所以出现这样的现象，其根本原因在于中医这门学科产生很早，其文化植根于古代的东方文化。自新文化兴起以后，人们对其接受起来相对较难，远不如西方近代科学文化那样容易接受。部分学者受西方近代方法论的影响，对中医学理解的深度不够，尤其是缺乏对中医的实践体会，于是往往出现"拿西医或当代的科学作尺度，去量度或评判中医，甚至试图用西医模式改造中医"的现象。近代以来，认为中医不科学者有之，主张中医西化者有之，倡导"废止旧医"者亦有之。不过，这些形形色色的主张都没能成为现实。其中的原因，除了广大中医工作者的抗争、我们的政府及明智的领导人对中医的保护以外，还有一个十分重要的原因，那就是：中医这门学科经受得住实践的检验——临床承认她，人们相信她。"实践是检验真理的唯一标准"这个哲学的命题，在中医的近代历史中得到了充分的、反复的验证。在学术方面，仁者见仁，智者见智，提出不同的观点是件好事，它可以让真理在争辩中逐渐明朗，使学术在讨论中得到发展。但笔者认为，讨论某一学科首先应当对这门学科有较深入的理解，观点应当来源于实践的升华，评判真理的标准应当是实践。所以评判中医的标准也只能是实践，而不能是当代的西医理论或现有的科学理论。这正如"不能把中医理论当作评判西医的标准"的道理一样。皋永利同志曾多次在《中国中医药报》发表文章（2001年12月31日、2002年2月4日、2002年10月14日）谈中医学科的研究方法和中医现代化，要求中医"要经得起现代科学（应改为：当代科学）的推敲"，认为"只要承认中医学是科学发展的一部分，那么评价的标准就只有一个——被国际认可的标准。只有遵循这个标准，科学的东西才能在世界范围内得到传播和被接受"。对此，笔者不敢苟同。笔者认为，中医是科学大家庭中的一员，而不是某种科学的一部分，更不属于西医的一部分。如果说评价的标准只有一个的话，那只能是实践。中医学之所以能屹立中华数千年，之所以正在世界范围内获得越来越广泛的"认可"并"得到传播和被接受"，之所以引发了"中医热"，就是因为中医经受住了实践的反复"评价"和检验。如果不是那样，中医早就被余云岫们消灭了。只要经得起实践的检验，不管她现在是否是"国际认可的标准"，我们都应当毫不犹豫地坚持下去，因为她势必会成为今后"被国际认可的标准"。我们应该做的，是让中医尽早成为"被国际认可的标准"，这叫做"将中医推向世界"，或者叫"为国际创立标准"，而不应将中医削足适履，强拉硬扯地让她去适合那些现有的、别的什么"标准"。关于"国际通行的标准"，首先，它因学科不同而有差异。机械工业的标准不能照搬于生物，化学的标准不能照搬于物理，甚至普通物理的标准也不能完全照搬于天体物理。同理，西医的标准也不能照搬于中医，这已经是历史和实践的结论。其次，西医也罢，当代科学也罢，国际通行的标准也罢，都是动态的、变化的。之所以要变，就是因为它们本身有差误、不完整或不完善。过去被淘汰了的标准是如此，当代国际通行的标准亦在所难免。当然，笔者绝非要对西医、当代科学或当代国际通行标准求全责备，而是认为中医绝不应该抛弃自己屡经实践证实了的而又未被国际认可的或非国际通行的标准。中医药学是一个伟大的宝库。之所以为宝库，重要的原因之一就是因为她隐含着当代西医或当代科学未能认识、未能认可或未能理解的东西。如果我们仅仅以当代的科学或当代的西医为标准，去评判中医而定取舍，是科学上的近视，难免扔掉连城之宝，造成历史的重大失误。

至于让中医"在国际得到传播""被国际接受"，笔者认为，对中医理解了、被国际标准认可了，这固然容易传播和接受；但不甚理解、当前国际标准尚未认可的也未必就不能接受。我国大量的患者使用着中医疗法，但他们未必都理解中医；世界上也有越来越多的国家使用中医疗法，他们更是未必理解中医，中医在他们那里也未必被标准所认可。其实，只要他们看到了实实在在的疗效，就会逐渐地接受中医，中医就会传播开来。外国人同样相信"实践是检验真理的标准"这一道理。事实上，中医在国际传播的历史，并不是"标准认可"在前，临床应用在后，而正好相反。当然，被国际标准认可绝对是大好事，我们殷切盼望，翘首以待，并愿为之做出自己的努力，但绝不应该为此改变中医的基本特色，阉割中医的精华，强行将她捏合于其他学科。

皋文认为，中医理论本身浓郁的文化、哲学色彩"很难说明客观实在的生理病理现象"。文中希望中医的藏象"由黑箱变白箱"，把藏象理论"变得实在可触"，"使五脏六腑各自的外象与内在变化都能通过现代手段察知"。笔者对此疑问更多：既然中医理论"很难说明客观实在的生理病理现象"，那她怎能称得上是一个完整的医疗体系，又为什么能有效地指导临床医疗呢？请皋文作者翻一下《内经》，其中有几篇不涉及"客观实在的生理病理现象"？如果皋文指的是西医的"生理病理现象"的话，那倒部分地说对了。但这正是中医学之所以叫做中医学而不叫西医学，中医之所以没有融化到西医之中的原因所在。什么是"客观实在"？客观是指认识的一切对象，或指人的意识以外的物质世界。客观实在并非都是"实在可触"的。现代物理学认为，世界上90%的物质是"暗物质"，但即使那其余的10%，人们也未必都认识清楚了，更不必说"实在可触"了。手能触及、眼能看到，以及现代仪器所能察到的，只是客观物质世界中的极小一部分。所以采用"黑箱"的办法认识客观世界，无论是现在还是一个相当久远的未来仍是一种聪明的、不可或缺的科研方法。希望中医都能"实在可触""由黑箱变白箱"，如同希望人能控制宇宙一样，雄心虽可佳，但毕竟没有现实意义。当我们把"现代手段"和以往手段相比较的时候，总会产生一种成就感，但我们必须清醒地认识到："现代手段"还远远不足以察知"五脏六腑各自的外象与内在变化"的全部。至于中医理论浓郁的"哲学色彩"，更值得推崇而绝非缺陷。哲学之所以称哲学，就是因为它对科学、对人们认识世界有广泛的指导意义。一门学科、一种学问能与哲学密切联系，正是其成熟的表现。有远见的学者，已经预见了"自然科学与社会科学的融合"这一科学发展的趋势。埋怨中医的哲学色彩，其实是一种"以长为短"的误觉。

　　皋文谈到中药研究，认为"只有从现代药理（西医药理）上阐明中药配伍的原理，才能在本质上掌握中药配伍的规律"。笔者更是不解。照此来说，有些科技发达的国家，对中药的现代药理（西医药理）研究比我们做得多，应该"在本质上"更多更好地"掌握"了"中药配伍的规律"，其中医水平应该比我们高。事实上，"现代药理（西医药理）"是西医体系的一部分，是针对西医的生理病理而言的。虽然有的中医师在临床时有时参考一下"现代药理（西医药理）研究"，但中医的处方，总体上仍是基于自己的一套理论，而绝非只限于"现代药理"。因为"现代药理"尚不足以涵纳中医丰富多彩的治疗方法。况且，中医治病以病人为本，中药的疗效要依赖患者本身的内因发挥作用，离开了具体的患者，中医无法根据"现代药理（西医药理）"去辨证施治。皋文还认为，"现代中医"把"CT、磁共振、超声心动图以及生化检查等作为不可缺少的四诊内容"。不知文中所列的那些检查各属于中医四诊中的哪一诊？也不知对其检查结果怎样分析（譬如属阴、属阳；属寒、属热；属虚、属实）？更不知道占全国绝大部分、缺少那些检查设备的中医医疗单位是否会因此而无法应诊？说那些检查设备对中医有些参考作用，笔者同意；若说

141

那些"不可缺少"，则笔者不敢苟同。

　　总之，读罢皋文，觉得文中对中医和西医的特点区分得不够，有点以西律中，这容易使人曲解国家中医药管理局有关领导的原意，故作以上之商榷。

　　＊杨鹏举：河北中医学院。

　　（注：本文发表于 2002 年 11 月 11 日《中国中医药报》第 3 版，发表时篇名为"中医要坚持自己的标准"，内容有所改动）

中医科研应有新思路

我们从事每一种工作，首先应当有明确的目的。其次，应当使用与之相宜的方法。同理，搞中医科研，也必须首先明确它的目的——发展中医。其次，应当明确实现目的的方法或路径。如果目的不明确，就可能做无用功；如果工作方法不当，则会事倍而功半；如果科研路径偏移或错误，不仅徒劳往返，还恐误入歧途。反思以往的一些中医科研工作，确实存在着路径不明、思路不清、方法不当的现象。如果我们能对此认真总结，吸取经验教训，从而找准今后的方向，就会为将来的中医科研打下坚实的基础。那么，以往的中医科研存在哪些问题呢？

一、以往中医科研存在的问题

1. 生搬硬套，以西律中 在漫长的中医发展历史中，虽有中医科研的实际工作，但无正式的"中医科研"之说。新中国成立后，我们提出了"中医科研"的理论，并逐渐展开了中医的科研工作。但是在这些科研工作中，有不少是仿效西医科研来进行的。由于中医和西医是两个不同的学术体系，有不同的科研方法。而在科研实践中，有人常常忽略这一点，照搬西医的科研套路和方法。其结果是：有的没能对中医的发展起到促进作用，有的还对中医的发展起到了不正确的引导作用。譬如：在病因方面，对于某种具体的疾病来说，西医有病菌、病毒等单一的病因，而中医认为疾病的发生不仅仅是外邪，更主要的、更看重的是具体患者的身体状况，更强调的是内因。我们不少的中医科研，恰恰把内因轻视乃至忽略了。所以某中药"杀灭某某病毒（病菌）"之类的科研结论，在别人运用的时候，自然常常大打折扣。在诊断方面，西医较重视体征即医生之所见，而中医认为病人为本，医生为标，因而比西医更加重视病人的主诉——即病人的感觉。在许多情况下，中医的治疗，与其说是治疗某某病，倒不如说是在调治这个人。所以"某某方剂治疗西医的某某疾病"之类的科研结论，一旦他人运用，便时有失灵之感。在科研实验对象的选用上，由于西医是建立在脏器、组织、细胞等精确的实体结构基础之上，故常选用动物作为实验对象，用实验药物作用于动物，以观察该药物引发的这些实体结构的变化，进而确定其疗效和毒副作用。而中医对人体的观察，看重的常常不是这些实体结构，而大多是一些功能及信息，其结构也常常是一种理论模型，以此确定的众多疾病的证候中蕴涵了复杂的社会、精神因素。而建立在实体结构

143

基础上，人为的、单一的因素所造的动物证候模型，大多忽略了疾病的社会、精神、人文因素，故这些"动物的证候"不能代表"人的证候"。在科研方法上，西医崇尚精确、清晰，而中医则清晰与模糊并重，精确与混沌同用。若单纯强调精确与清晰，企图将"纳呆、口苦、痰多"等等都予以数字化的精确表述；企图将中医的证候都予以准确的组织结构定位，乃至于最终以西医的病名代替中医的证候，这不仅做不到，还可能闹出笑话。

2. 忽略整体，以偏概全　中医看待疾病首先着眼于整体。整体所反映的才是疾病的本质，而局部也罢，微观也罢，不一定代表疾病的本质，如微观所见的水肿不一定等于中医的水肿。其次，中医所论之某一证候常常涉及西医多脏器、多组织及多种疾病，而使用现有的西医检测手段进行诊察，或许有所异常，或许未见病变，但无论如何，用西医的检测所得来囊括所有中医的证候，或囊括某一中医证候的所有内涵的想法在现代是无法实现的。也就是说，用现有的西医理论，还远不能涵盖内容深广的中医理论，用西医的概念和理论去替换中医概念及其理论的想法是不现实的。如果一讲肾虚就将眼盯住西医的肾脏，或把它等同于某些激素的变化，这样难免会出现误区。因为中医的肾并不局限于西医的肾或肾上腺，肾虚未必都有肾脏－肾上腺的病变，也未必都有该激素的异常。且证候的形成常常由体内和体外多方面的因素共同作用而致。但我们在建立"证候模型"的时候，却理想性地把一个本来是很复杂的证候简单化、把一个内外多方面综合性的病因单一化（而且多为外在因素）去造"型"。这样的"模型"，与中医的证候原型相比，事实上已经出现了巨大差误。譬如在发病原因方面，中医认为病因有外感六淫（风、寒、暑、湿、燥、火），而动物伤风、受寒、着湿等很难看到，更不易造出模型；在证候的判定方面，中医是很重视脉象、舌象及病人主诉的，而所造证候模型难以找到这些最重要的诊断依据，而是主要依赖望诊或理化检查。如果用这样收集到的"动物症状集合及化验结果"来表示"病人的证候"，如同以骨骼标本代替病人一样，未免失之于偏。所以这样的证候模型在病因、诊断等关键环节上已经严重出偏，已经很难代表中医的原证候了。

综上所述，某些中医科研由于路径和方法不够明确，或照搬西医的套路，所以难以得出对中医的发展和提高有重要意义的结论。那么，中医的科研究竟应该怎样搞？笔者愿抒拙见，与同道共同探讨。

二、中医科研的新思路

1. 中医科研的目标　众所周知，中医科研是为了使中医进步和提高。但中医的进步和提高，不在于将其术语和内容换成西医的语言（尽管西医的语言是通俗的）。如果说，两个医学之间确实有一些相同或相通的地方的话，搞一些这样的"翻译"，对中医的普及或许有些意义，但这并不等于中医的提高。同时笔者要强调的是，中医和西医的名词术语（包括完全同名的名词术语）在更多的情况下是一种"词义的交叉"，而不是"词义的重合"（还有的是大相径庭、风马牛不相及）。关于这一点，在我们讨论"与国际（西医）接轨"的时候务必注意。那么，什么是中医的提高呢？笔者认为，中医的提高主要应表现在其效用的增强上。譬如在中医理论方面，对以往理论中的错误进行纠正，或对其尚未发现的内涵作深入地发掘，或拓宽其应用范围，或揭示其对现代医务实践的指导意义；在临床治疗方面，使中医治疗的疾病谱更广，或使某些疾病的疗效更高，或对流行病找到容易掌握的基本治疗思路，或对疑难病的治疗有所突破，或为"现代病"找到处理和治疗的套路、原则，或对世界各国的地域性疾病的治疗取得满意的效果；在保健方面，不仅对我国不同地域的民众，而且对世界各国人民的养生保健提出有效的方略。另外，让中医这种科学的新理念渗透到其他学科，发挥中医的启迪指导作用，促进其他学科的进步。以上所列举，都是中医的提高，都应属于中医的科研成果。当然，这里所说的提高效用，不单纯是满足于眼下的实用，也不局限于获取点点滴滴的治疗经验或取得零零星星的治疗效果，重大的意义还在于将这些经验和效果提升到理论的高度，形成系统的新学说。

2. 中医科研的模式　研究出确实能促进中医自身发展的科研成果，这是我们追求的根本目标。而科研模式是服从于这一目标的。应当说，只要属于中医的科研成果，不管它事先是否立项，都应当得到承认，都可以给予资助和奖励。研究者可以事先申报科研项目，进行立项；也可以事先不立项，而只是在科研工作完成后申请鉴定其成果。不仅如此，为免于漏"宝"，我们还应多加注意、主动发现和搜集出现在各种学术刊物上的中医科研成果，并对其进行适当的奖励。其次是中医科研的研究方法。在符合中医的基本发展规律和体现中医特色的前提下，应允许其多套路、多方法。比如：其研究可以是文献研究，也可以是考古发现；可以是民间挖掘，也可以是临床实践探索，更可以是临床和基础的一体化研究。这样的科研未必都要有西医科研设计那样的格式，未必都要经过实验室或动物实验。因为比起动物实验来，临床上的人体上的验证更具有可靠性，更应得到我们的认可。最后，科研成果的鉴定应能得到中医同道们较广泛的认同。暂时难以确定可否的科研结论，可由行政主管部门选定临床实验基地进行临床检验。这样的基地应有多个，以确保检验的广泛、客观和公正。

综观中医的发展史，几千年来，中医师们做了大量的科研工作。不过，这些科研既没有挂上正式的科研标牌，也没有指望得到哪个人的奖赏（事实上也基本没有得到过奖赏）。但每一个杰出的医家都对于中医的发展作出了贡献，他们的精神是十分可贵的。今天，我们有了政府的多方支持，这是一个亘古未有的优越条件，我们理应充分利用它，让它引导和促使中医师们及中医科技教育人员，多出真正的中医科研之果；我们更应正确使用它，让当代的"张仲景们"切实得到政府的支持。这样，中医的辉煌将不再是一个愿望和口号，它将在一个不太远的将来出现在我们的面前。

（注：本文发表于 2003 年 9 月 11 日《中国中医药报》第 5 版，发表时篇名为"中医科研应创新思路"，内容略有改动）

对中医教育的思考

张德英　龚克*

一、中医教育质量不高

一个时期以来，有许多中医专家及中医老前辈多次谈到中医的教育问题。若将其基本看法进行一下概括，可以归结为两点：①有成绩；②质量不高。对于第一点，我想谈不谈无关紧要，而第二点，事关中医的未来，笔者想着重对此进行论述。国家中医药管理局的一位老领导曾指出："中医中药的特色、优势和学术水平不但没有像党和人民所期望的那样得到继承和发展，反而陷入十分严重的危机和混乱之中，在其虚浮繁华的外表掩饰下，中医中药的实质和特色正在迅速蜕变和消亡。"北京某医院的一位中医名家也指出："中医高等教育如果现在还不进行大刀阔斧地改革，再过 10 年，恐怕能用老中医们那种传统的方法治病的中医就没有了。"一些中医专家甚至形象地说，现在全国能拿得出手的名老中医"比熊猫还少"。有报道称，中医急诊的地盘在缩小；还有的称，在慢性病的治疗方面，中医所占的份额也在下降。尽管这些说法未必都恰如其分，但中医教育质量不高，则是不争的事实。据笔者掌握的情况：长期以来，每届中医本科毕业生都存在着不能胜任中医临床工作的现象。这比起同学历的西医毕业生来，不能不说教育质量存在着显著的差距。如果我们首先能够对此进行认真地分析——"审因论治"，其次能够提出正确的解决方法——"方药得法"，则"中医教育质量不高"这个顽疾就会"康复有望"。

二、中医教育质量不高的原因何在

1. **先天不足，无本之木** 中医的大学教育是从小学一年级起步的。刚升入大学的新生们刚接触中医时，绝大部分是一脸的困惑和茫然。因为在此以前，他们对中医一无所知。学习中医对他们来说，真是从零开始。不过，这还只是问题的一个方面。在另一方面，他们已经具有了一定的西医的最基本知识。这些知识或是在课本里获得的，或是在电视、报纸等其他方面获得的。有了这种"先入为主"的知识，当他们再接触到与西医风格迥异的中医的时候，困惑的程度更是大大地增加。譬如，西医院校的新生们大都知道心、胃、脑、肺等脏器的位置及其功能，而中医药院校的新生们却鲜有人知道阴阳五行、脾主四肢、肺与大肠相表里等。明白了这一点，对中医药院校的新生迟迟不能入

147

专业之门就不足为怪了。譬如一棵树，根既不繁，叶自难茂。更因水土不服、气候不宜，存活尚难保证，其发育不良、生长迟缓自在情理之中。

2. **后天失养，营养不良** 中医药院校的学生们缺乏对中医的了解，先天不足，但入校后的教育条件如果能够优良、教育能相当得法的话，那些出类拔萃的大器晚成者当有人在。但可惜，这样的情况就更少了。众所周知，在中国文化传承的历史上，占教育主体地位的一直是私塾，是师傅带徒弟的方式。中医既然属于中国传统文化的一部分，其悠久的教育方式也大概如此。"五四运动"以后，采纳西方的文化及其教育模式，学校才在中国获得了迅速的发展。这种教育方式与工业化的大生产合拍，确实具有节省教育资源，可以多、齐、快地培养人才，很自然地会被采纳到新科学的教育中。事实上，新中国成立以后，我们也正是在这种思维的指导下开办中医教育的。然而这种教育模式除了上述的优点以外，也给我们的中医教育带来了不可忽视的问题：如中医的临床能力要靠反复、大量地接触病人，逐步获得理性的理解，将书本知识变成理性知识，而这种以大课堂为基本方式的教学缺乏这种实际锻炼，致使许多学生在学习中医方面，存在着理论上还算可以，但动手能力差的"高分低能"现象。再比如，过去一味地强调中西医结合，想当然地指望中医药院校的学生毕业后成为能中能西、技术全面的高级医务工作者，忽略了他们短短 5 年，中西各半的教学导致的时间的有限性。其结果是中医不行，西医也不行。

3. **重西轻中，主次颠倒** 即中医药院校的学生不重视中医，不喜好中医，反倒突出了西医。结果中医药院校培养出来的不是中医师，而是西医师。这既有来自社会、基础教育、个人先天不足的原因，也有学校和教育体系本身的问题。以后者来说，在当今的中医讲台上执教者，经过一次次的新老交替，已经基本上成了新中国成立后新教育体系下培养出来的教师。这些教师中的一部分，同样存在着中医不精的现象，甚至有个别教师自己对中医也不甚了了。这样，即便他们在教学中出现少量的对中医的西化误解，也会对那些难以入中医之门的学生产生很大的负面影响。这些中医教师自己对中医缺乏理解，乃至一头雾水，学生自不必说。以其昏昏，哪能使人昭昭？

4. **人才评价，诱导失误** 在人才的使用、提拔和评价方面，我们还没有成熟的体系和机制，这在中医界更为突出。譬如，我们在选拔教师的时候，缺乏对其实际能力的考查，往往是以学历为根据。稍微求实一点的，也只是再看一下"嘴皮子功夫"——进行一下试讲，而很少去看他（她）对中医的理解程度以及他（她）的实际能力。在职称晋升方面，许多地方仍然是看外语考试成绩，看科研成果（关于中医科研问题，笔者曾有多篇论述），而很少去考查其中医功底是否过硬。在研究生的教育和学位授予方面，占主流的是西医科研方面的课程。在有的院校，中医研究生所能选学的几十门课程中，只有一两门是中医的课程。其所从事的科研也主要是动物实验，其毕业也是根据这样的实验结果决定是否授予相应的学位。"吴王喜剑客，百姓多伤瘢；楚王好细腰，宫中多饿死。"所有这些，像一根无形的指挥棒一样，将许多从事中医教与学的人员，指向了一条歧路乃至迷途。无怪乎，当今再也难以找到蒲辅周、关幼波那样的众多名医了。连德国的满晰博也说："传统中医缺少传人，随着老一代中医的消失，中医的科学核心与精髓将处于被淹没的危险之中。"

三、中医教育改革的设想

如何改变中医教育现状，提高中医教育的水平，使我们这门古老而又充满活力、独特而又对世界大有好处的医学传承有人、与时俱进，这是摆在我们面前的一个严肃而重要的课题。这个课题寄希望于我们的中医工作者，也寄希望于全国广大人民和各级政府官员。笔者认为，要解决好这个问题，当务之急需要做如下三个方面的工作：

1. 改革教育体系，固本浚源 "求木之长者，必固其根本；欲流之远者，必浚其源泉。"要提高中医的教育质量，必须首先克服其先天不足的问题。要从中小学生开始，抓中医的教育。要把中医的最基础知识及简单道理写进中小学的课本里，写进电视的科普栏目中。要让他们知道：在我们这个文明古国，至今还存在着世界独有其长的中医学。要使中医知识成为国人皆有所了解的科学知识。陌生意味着疏远，熟悉预示着亲近。在广袤的太平洋中，才能出现马里亚纳那样深邃的海沟；在巍峨的喜马拉雅山上，才会有高耸入云的珠穆朗玛峰。懂中医的人多了，看中医的人就会多；看中医的人多了，学中医的人才会多；学中医的人多了，精通中医的人才会多。这是中医教育加强基础的举措。除此以外，搞两年半的中医教育，去培养高水平中医人才的路子不能再走下去了。我们必须明白：因为时间和精力所限，学了西医未必同时学中医。同理，学中医的人也不应该强求学许多西医知识。这不仅仅是一个教育内容的问题，而是要让国人明白，除了西方科学以外，古老的文明古国至今还存在着一门独特的东方科学。我们不能坐等西方人发现了中医的巨大、宝贵价值并挖掘出许多"宝"以后，才去重视她（事实上，西方人对此已经有所发现）。在科学领域，我们不仅要当西方人的学生，也要当排头兵，还要当开拓者。我们只要能发现自己的长处，并尽力地扬其长，就可以在某些方面领世界科技之风骚。

2. 同等对待中西医，政策到位 我们早就提出了中西医并重的方针政策，这是很好的，也是很正确的，但在具体的执行过程中，还不能说都已经到了位。譬如，在计划经济时代，医院的假条必须是西医的诊断，中医的诊断则不

149

能作为准假的依据。即使现在，中医医院的病历书写必须要有西医诊断，而西医的病历从未要求过中医诊断。西医院校的学生所学中医很少，而中医药院校的学生所学西医很多。事实上，在医保、法医、危重病人抢救等许多方面，让人感觉到中医远不如西医具有充分的法律地位。如果说中医在危急重症的治疗方面在逐渐退步的话，除医术以外，畏惧法律纠纷、缺乏法律地位、恐怕招惹是非，因而退避三舍，这是一个重要的原因。反过来，这种退避又造成了中医医术的退步。如果我们的中医政策到位了，国人从心里感到中医也和西医一样了，那么，喜爱学中医、喜爱看中医的人也就会增多。这样中医的教育也就有了厚实的基础。

3. 改革教育方法，土洋结合　如果我们把现代的科班教学称之为"洋"的话，那么，传统的师承教学就可叫做"土"了。"洋法"的优点上已论述，而"土法"也有自己的优势。首先，它有实践的优势。学生通过跟师，直接接触病人及参与医疗过程，既可增加学习的兴趣，便于增强专业思想，又能够理论结合实际，将书本死知识变成自己的理性的真知，从而增强动手能力，达到学以致用。其次，它具有直观优势。许多刚接触中医的人，认为中医很抽象，看不见、摸不着，因而不易入门。当跟师临床以后，中医的一些抽象的东西变得实实在在、生动具体了。这样的方法既便于学，又便于水平的提高。再次，它具有知识的整体联系性，因而可相对缩短学习期。现在我们学习中医用的是分析（分解）式：中医基础、中药、方剂、诊断等等，而在跟师临床的过程中，从医理到诊断，从方剂到药物，前后贯通，浑然一体，易学易懂，生动活泼，这是中医教育的一个捷径，也是久经历史考验的一个有效方法。

4. 完善人才评价及考核体系，重能务实　所谓能，即指人的实际能力；所谓实，即指人的实际水平。要考查这些"实"的东西，不要考查那些形式性的"虚"的东西。从职称的晋升到学生的毕业，从教师的聘任到学位的授予都应该以能力为尺度，向实际本领回归。在教材方面，应审查现有课程，淘汰空洞的、西化的中医教材，从中医基础课程到中医临床课程都要由精通中医临床的教师编写，让中医的教学更贴近临床，使学生学习后更能够学以致用。在教学考查方面，应重视考查学生对经典的掌握和实际能力、临床本领。在教师方面，要提倡教师上临床，在时间上，为其创造条件；在考核上，为其打分。中医基础教师担任教学以前必须有一定年限的临床实践，中医临床课程应力求让富有临床经验的教师担任。总之，要让中医的考核像指挥棒一样，将中医引向正确的方向。

我们已经有了近50多年的中医教育实践，这是一种无形资产。如果我们能够认真地对其进行总结，汲取经验，纠正错误，弥补不足，那么，我们的中

150

医教育就一定能够迎来硕果累累的明天。

＊龚克：河北中医学院。

（注：本文发表于 2004 年 4 月 23 日《中国中医药报》第 4 版，发表时篇名为"中医教育，四个问题待解决"，内容有改动）

对中药科研工作的思考

张德英 陈振山* 王培芝*

上个世纪，随着化学科学的发展，西药中出现了大量的化学合成药物和化学提取药物。我国自 20 世纪 50 年代开始，医药学界的大批人员占用大量时间、消耗大量物力、花费巨额资金使用"现代科学研究"方法，对中药进行了大量的研究。然而，当我们在新世纪盘点这些中药研究工作时却发现这些工作虽促成了西药的诞生，却对中医帮助不大。当我们的中医师们寻觅这些中药科研成果、欲一饱饥肠的时候，却发现那些竟是中看不中吃。果子虽多，无可采撷，不惟两手空空，反增心中迷茫。那原因是什么呢？笔者谨作如下探讨。

一、中药科研的错位

何谓中药？笔者认为，简单地说就是中医学使用的药物。它是基于传统中药的理论（如四气、五味、归经、升降浮沉散收及其他效用），按照中医理论（如藏象、经络、气血津液、病因病机、诊法治则等）运用于临床的药物。作为这一定义的主语，之所以说是"中医学"使用，而未说"中医"使用，就是因为尽管药属于传统的中药，但其使用者可能是在根据西医学理论使用。这样一来，不管其使用者是西医还是中医，所用之药即使是纯真地道的传统中药也已经变味为西药了。与中药的概念相应，中药科研的概念应当是在中医临床实践（包括产地实际考察、药材药物质地的思辨、临床使用的观察与思考等）中，使传统的中药理论不断得到检验、丰富、升华，以便于更好地服务于中医学，满足人们对中医药的需求。这个定义的内涵有：①中药是服务于中医学的。②这一活动是在中医临床实践中进行的。③中药学理论与西药学理论，其"道"不同。

首先，中药对中医一体相依。背离了中医理论，中药就没有了"药性"，乃至变味为毒药。在中医看来，病人是发病的根本，也是愈病的根本。而药物乃是治病的外因，此外因只有通过内因才能发挥作用。就是说，药物进入人体的治病过程，不是药物－病因这两方面的"楚汉相争"，而是药物－人体正气－病因三方面的"三国演义"，而且在这三方面的关系中，人体正气一般是最重要的角色。中医的临床正是紧紧地抓住一个个具体的、整体（包括自体这个整体、与自然和社会这个整体）的、不断变化的活生生的人来用药、来发现药理的。离开了具体的病人，甚至离开了人，药性就无所谓有，无所谓无了。例如麻黄，其发汗解表是针对外感风寒的病人而言的。病证的确定、治疗的效果是根据"脉浮紧、恶寒、头项强痛"等脉证的出现及消除，并经过反复实践而得出其发汗解表的功效的。若将研究的对象换成小白鼠，将无法确定它是否存在风寒感冒这一表证，治疗将变得毫无根据，"发汗解表"的功效也自然无法确定。所以离开了中医就无法谈中药，就无所谓中药。由于中医与中药密不可分，所以该定义继而强调了中药的科研活动离不开中医的临床实践。中医在病证的判断上，重视的是阴阳五行、寒热虚实、表里经络，是活的人体，而尸体、动物则难以代替；中医重视的是不断变化的证候内含的病机，而动物的实体、细胞、组织则无法代替。

反观我们以往的中药科研，大多是在实验室里提取中药的"有效成分"，进一步在小白鼠、大白兔们的身上进行研究，采用微观的方法观察其药后的组织、细胞、体液物质等改变（这一整套西医的研究方法），从而研究出小檗碱、延胡索乙素、远志皂苷、甘草酸、丹参酮等许许多多的"有效成分"。令人不解的是，这些"有效成分"直到最后的表述分明都是西医的面孔：止咳、镇痛、镇静、抗菌、消炎、降压、扩张冠状动脉……但最后竟也能出"中药的科研成果"。试问：经提取"有效成分"后剩余的部分凭什么断定没有"有效成分"？所谓"有效"，是根据中医的整体证候变化做出的，还是根据西医的实体组织结构看到的？如果是根据后者，那是中医的研究方法吗？如果不是中医的研究方法，而是西医的研究方法，怎能出"中药的科研成果"？这不是缘木却可求鱼、入海竟可得雀吗？此外，这些"效"，有的是中医早已十分熟悉的。如麻黄碱平喘、人参皂苷强壮、黄芩素解热等等。该研究充其量只是给中医增加了一些佐证，不等于中医药的发展，因为中医早就先于这些研究成果而使用其原药了；有的是与中药理论有冲突的，中医师又不能违背自己的理论去削足适履地组方。况且，组方不等于同类功效的堆砌，西医对于复方又不甚了了。所以该定义最后强调了"中西药理，其道不同"。再说，西医对许多疾病是"病因未明"，治疗时自然要"对症处理"。而中医在治疗时务在"治本"，罕言"对症处理"，更有许多情况下须"顺症处理"，即"反治"之法。在这种情况下，西医药理中的"有效"，可能是中药药理的"有害"。可见，西药的科研成果不同于中药的科研成果。真正的中医师们面对这一大堆名为"中药的科研成果"，实为"西药的科研成果"时，自然无法应用。由此可见，这样的中药研究是错了位。它基于西医的理论，使用的是西医的研究方法，形成的是西药。这样的"科研成果"无法"认祖归宗"，或许有机会纳入西医之腹，而不能充中医之饥。

153

二、中药科研成果的无效性

可以说，中药的科研正是由于方法的西化，导致了成果的"非中"。基因的改变导致了物种的改变，狗的胚胎生不出猫崽，这样的科研成果自然也就不能到中医那里发挥效用。笔者不是说这样的"中药科研"没有任何作用。对西医来说，或对医学领域来说，它还是有一定的作用的。因为它催生了一些西药或使其完成了更新换代。譬如，前述的青蒿素的研发产生了治疗疟疾的新药。但笔者认为它并没给中医带来多大的福音。或者说它对中医没产生多大作用。所以也就不能说是中药的发展，更不是中医药现代化的方向。因为照理说，科研是一种创新，是科学技术发展的引擎。但就青蒿素的科研过程来看：青蒿素产生以前中医早就使用青蒿治疗疟疾了。这个青蒿素治疗疟疾的科研成果，其实是"成果在前，研究在后"。况且青蒿素无法回到中医的辨证论治体系中去，因为并不是疟疾的所有证型、所有阶段都用它或仅仅使用它。同时，青蒿素无法代替青蒿进入中药复方，并且中药青蒿不限于治疗疟疾，还有其他功效，疟疾以外的应用尚有很多。事实上，我们对中药的研究成果与中医的临床存在许多不一致。譬如，蝉衣能解表透表，在表证中常常应用。但表证在西医看来多为病毒，然直至今天，也没见那家研究出蝉衣抗病毒。而经研究能抗病毒的一些中药，在中医看来却不能治表证，所以感冒却不能使用。陈皮能化痰，这在中医的临床中已屡经验证。但不论陈皮还是陈皮提取物，并未在实验室里发现它能将痰涎化掉。可见，中药的科研离不开人体。实验室里的科研也不等于中药的科研。这就是以往的中药科研对中医无效的由来。如果仅仅限于排斥反应，对中医无用倒也罢了。值得注意的是，有些研究最终反倒对中医中药有害，那就不能不让人倍觉寒心了。如小柴胡汤的科研一度很热，研究者将其治疗范围囊括了西医的许多疾病，什么癫痫、胆囊炎、未明热、中耳炎等等。但好景不长，热闹之后其毒副作用纷至沓来，最后被打入冷宫。有许多中药数千年来一直高效地解决着人们的病痛，但业经科研却被认为"有毒""重金属超标""内脏损害"等等，从而倍遭冷落甚至被封杀。从小柴胡汤到龙胆泻肝丸，从朱砂安神丸到关木通，莫不如此。好在我国这些科研还不"先进"，在"先进"的美国，被封杀的药物有润肠丸（麻仁）、大小活络丹、牛黄清心丸、复方丹参片、六神丸、精制黄连素片和山楂精降脂片等近百种。我们千辛万苦研究出来的中药成果，首先不能回到自己辨证论治的老家，然后又不能移民于异国他乡，处境多么悲惨！

三、科研错位溯源

人们从事每一项科研或工作都是在一定的方法论支配之下进行的。近代，以物理、化学为代表的分析科学获得了巨大的发展和成功。由于痛感自己的落后而饥渴般地接受西方科学的一些中国人来不及细细甄别，就提出了全盘西化、一切反传统的主张。他们把现有的科学当成了真理的顶峰、当成了真理的全部，并将其作为检验其他学问的标准。在他们心目中，已有的物理、化学知识已经穷尽了周围所有的物质世界，现有的西医药理已经穷尽了治病的所有原理，中药的治疗原理也已经囊括于西医的药理学之中，所以他们总试图将中药的传统理论全部用现有的药理与化学知识予以解释。长期以来的"以西医解释、改造中医"的思潮盖源于此。从余云岫的"改造旧医实施步骤方案"到"中医科学化""中医西医化"如出一辙。就连"中医现代化"也有许多人做了同样的解读。对此，我们称之为"近代科学主义"，或曰"近代科学迷信"。为了破除这个迷信，我们有必要指出近代科学的幼稚性。比如化学，尚不能囊括周围世界的所有物质及其变化。对传统中药的单体，尚不能肯定所有的"有效物质"和"无效物质"；对中药复方及其煎剂的成分更是不甚了了。至于喝入人体后的一系列机理，更是知之甚少。这充分体现了近代科学的幼稚性。也就是说，它尚无充足的力量担任"完整地解释中药"这一大任。在这种情况下，把中药科研的主要力量都放在"现代科学对中药的解读"上，怎不误事？也有一些人为了给这种西化的"中药科研"寻找理由，称其做法是"为了让世界人民理解中医药，从而让中医药走向世界"。不错，了解和理解更便于中医药走向世界，我们也将尽力为之努力。但不理解就不能被接受，中医药就不能走向世界吗？试看当今世界医学领域，不含有任何"有效成分"的针灸、推拿疗法，被西方渐渐接受了，他们对此都理解了吗？大批的留学人员来到中国求中医药之学问，他们对中医药都理解了吗？实际上，世界也和中国一样，都相信"实践是检验真理的唯一标准"。看到了效果，体味到了作用，世界因而来到了中医药的身边。谁说中医药走向世界必须接西方之"轨"（西医是铁路之轨，中医是高速公路，无法接轨）？如今，现代的科学已经呈现出向系统、综合、动态这一相似于中医方法论的方向发展。西药的毒副作用及其对许多内科疾病的乏术也促使其将目光投向了传统医药领域。作为世界上最优秀、最高明的传统医药，我国的中药面临着千载难逢的发展契机，我们应当挺起脊梁，增强自信，将自己的"名牌产品"纯真地、原汁原味地推介给世界，而绝非易容换魂，把一个不西不中、不伦不类的怪物推向世界。否则，前脚推向世界，后脚就会被世界抛弃。

四、中药科研的回归

为了更好地服务于现代，服务于世界，中医要不断地发展，而中医的发展离不开中药的发展。从中医诞生的那一天起，中药的理论就成为中医体系中的重要一员。两者使用了共同的方法学，有着共同的理论基础，有着共同的目的

155

或归宿。我们搞中药科研，应当以中药的传统研究方法为出发点，笔者将其概括为三点：格物辨药、临床论药、药医一家。因为整体观念是中医的基石，表现在中药理论方面，就是中药的形气相关。既然"人禀天地之气生，四时之法成"，药亦"禀自然之气生，四时之法长"，故丹参、红花色赤者禀火气而入心；麦芽、茵陈蒿得春气而养肝。这就是形气相关。所以我们研究中药，就是要对传统的研究方法和研究思路进行发挥。如从药物的形态、色泽、生长环境、习性、气味、临床体验等诸方面考察发现其性味、功效、经络脏腑之归属。或许有人认为，格物辨药古人已经做过了，我们还有什么可研究的呢？笔者以为不然。因为一则中医药的应用区域在扩大，药物将随着地域的扩大而增多，还有许多不认识的新药等待我们这些中医药专家揭开盖头，丰富我们的中药库。二则对原有的药物，我们须不断地发现和充实其新理、新效。这样，我们才能不断地适应疾病谱的时代特点。历史上一些成就突出的医家，往往同时也是造诣很深的中药专家，就是因为他们在新时代的医疗实践中，不断发现传统药物的新理、新效。历史的经验告诉我们，真正的中药科研的主体不在实验室，而在临床。医因精药而其术高，药因医用而其理彰。中药因遇明于药理者而呈良能，因遭昧于药理者而出毒性。倘若我们对中药能发皇古义，阐明新知，使其更有效地治疗现代多发病、流行病；倘若我们对世界的丰富物产有了更广泛的认识，发现了许多新品以补充当今的中药宝库而救济世界的人民，谁说它不是地地道道的科研成果呢？

　　*陈振山、王培芝：河北省中医药管理局。

（注：本文发表于 2005 年 5 月 13 日《中国中医药报》，内容稍有改动）

跋

　　余当童年之际，家严于夏日麦收劳作，加以冒雨，遂患喘证。就诊于西医，迁延不效而致心衰。七日不得平卧，入西医医院治疗，术穷被辞，回家待时。悲穷之际，有荐中医卢计增者，用涌吐之法，汤药入口，日出痰涎碗许，呼吸乃得畅，大病因愈。家严由是倍加钦敬医生，甚盼吾等习医。余心亦由之起敬，暗愿学医救人。就读小学，学习甚佳，甫临中考，而逢"文革"。招生既罢，学业因荒。知识既遭蔑视，斯文自兹扫地。草读高中既毕，回村务农。后任民办教师，学业稍得补习。迨上世纪 70 年代末，高考恢复，余考入河北医学院中医系，学医终得如愿。既羡中医，乃勤学不辍。同窗之中，传统文化多有欠缺者，拘于近代科学之说，难解中医之奥。致有悔学中医者，有羡西医而蔑中医者。余不为所动，终乐斯学，衷中医而不二。初学脉诊，回乡累试乡邻，切脉断病，或中或否，累积日久，医术渐进。入学第 2 年，适学方剂而未半，姊于冬日病热，体温不高，而觉身热，夜间不胜衾被，心烦而牙痛齿摇，服西药数日未效。余反复查找方剂，觅得玉女煎，照书原方，生地、熟地并用。一剂下去，烦热诸症悉除，心中暗暗称奇，由是兴趣大增。自兹屡试薄技竟时有成功，医术遂长。5 年毕业，留校任教。时有余乡之医高某病热，高烧近 40℃。在家治疗，迁延一月不效。复来省医院，治疗又近一月，而热势如故，虽用退热药后体温稍降，旋复升高如故。举家垂泪，以为不免。其弟高某，余高小之同窗，问策于余，余为之治。断为湿热，主用茵陈蒿，一诊疏方 3 剂，体温稍降而不复，如此三四次，体温竟得正常，疾病乃愈。余兴大增，自兹不辍临床。三五年后，就诊者渐多，虽属顽疾多有愈者。小名闻于家乡，十里之外，多有求诊者。迨临证既久，乃知当今疾病痰证实多。忆余少年之时，正当 20 世纪 50 年代末、60 年代初，民多饥荒，粗粮尚难饱腹，何望膏粱厚味？营养既乏，形瘦骨立，少有胖者。彼时心脏病、脑血管病实不多见。光阴荏苒，斗转星移。30 年后情况大变，饮食既精，厚味亦伙，而心脏病、高血压病、脑血管病诸多疾患，比比皆是。细思其因，乃深悟膏粱厚味酿生痰浊之理。而痰既缘营养之过，亦为邪气作祟，故于理自属邪实之患。于是，再求经典乃悟病源于脾实，于是发脾实之论，明五行之机转，创痰证之治法。试

157

之临床屡效不爽，故著斯书。原拟 10 年、20 年后反复厘正、深化，再付于梓。然形势发展，有不得不从权者。盖自上世纪 90 年代，中医面临严峻的危机和挑战。一方面，中医逐步扩大到国际更广泛的地区，更多的人向往中医。一方面，更多的人不理解中医。常人既为外行，不理解自不足奇。乃有戴中医之冠冕者，甚或号称专家名人之辈，心中既抱定近代科技之观点乃以之为标准，量度中医，而发议论。或以中医为古，欲换以近代科学之魂；或混淆中西之别，妄改中医之义。大潮之下，人或逐波。中医界内砥柱少有。或自贬自卑，而不敢扬中医之是；或自暴自弃，而弃中就西；或沉湎于虚假科研，而沽名钓誉；或医道不高，而人云亦云。每感于此，余心悲且不平。1997 年末，中医发展战略研讨会开幕于京城，余著文赴会。及至，乃更名为现代化战略研讨会。会上，余提倡中医循宗发展，力倡中医之自立自强。此与崔老月犁之观点竟毫无二致。幸蒙邀请，与友人何足道做客崔老之家。既蒙鼓励，又承赠书。崔老对中医之热爱感人至深。余回石后，感而致信崔老，崔老竟迅即回信，对余大加鼓励。余深受感动，于是先后作"改善中医发展的环境""新世纪中医的发展方向""对中医科研工作的思考"等文，发表于《中国中医药报》以正中医之向，而辨时下学术之是非。同时，益重实践，而研经典。每有所思，质于同道。与友论医，或及痰证，皆劝早出斯书。谓：当今之世，多有昧于中医医理之辈，恒加诋毁岐黄之术，谓我中医保守，不能与时俱进，明清以降，殆无发展。是书若出，一可证中医之发展；二可于众医有所启迪，便其救治当今之疾病；三可开中医科研之正途。且当今之世，痰证甚多，若能博济，当是大医之所愿。余自思：拯溺救焚，何暇正其衣冠；供其急需，怎能责其足赤？该书既成，即或瑕疵不免，中存谬误，为就正于同道，何惜作抛砖之举。设若错蒙厚爱，同道过誉，而作死马之骨，尚可激励同仁，而收引玉之功。夫如是，则千里之马，不难求矣。诚能如斯，文中纵有瑕疵谬误之嫌，又当在所不避。况此乃躬自临证所得，深思所悟，既无水分，更非做作乎？所想至此，主意乃定，因付于梓。

张德英

2007 年 4 月